新时代高等职业学校体育专业教材

运动康复技术实务

国家体育总局科教司　组编
侯德红　主编

中国教育出版传媒集团
高等教育出版社·北京

内容提要

本教材为国家体育总局科教司组织编写的新时代高等职业学校体育专业教材,旨在培养具有现代运动康复知识和技能的应用型人才。本教材内容全面,注重理论与实践相结合,主要内容包括运动康复概述、运动康复理论基础、运动功能评估方法、运动康复技术、颈部、躯干部损伤康复技术、上肢损伤康复技术、下肢损伤康复技术以及体态纠正康复技术等。

本教材为新形态教材,可作为高等职业学校运动防护专业、体育保健与康复专业核心课程教材,也可作为运动康复从业人员的参考资料。

图书在版编目(CIP)数据

运动康复技术实务 / 国家体育总局科教司组编;侯德红主编. -- 北京:高等教育出版社, 2025.8
ISBN 978-7-04-062212-6

Ⅰ. ①运… Ⅱ. ①国… ②侯… Ⅲ. ①运动疗法-康复训练-高等职业教育-教材 Ⅳ. ①R454

中国国家版本馆CIP数据核字(2024)第095706号

Yundong Kangfu Jishu Shiwu

策划编辑	易星辛	责任编辑	郭 恒	封面设计	裴一丹	版式设计	杨 树
责任绘图	易斯翔	责任校对	马鑫蕊	责任印制	存 怡		

出版发行	高等教育出版社
社　　址	北京市西城区德外大街4号
邮政编码	100120
印　　刷	肥城新华印刷有限公司
开　　本	787mm×960mm　1/16
印　　张	14.5
字　　数	230千字
购书热线	010-58581118
咨询电话	400-810-0598

网　　址	http://www.hep.edu.cn
	http://www.hep.com.cn
网上订购	http://www.hepmall.com.cn
	http://www.hepmall.com
	http://www.hepmall.cn
版　　次	2025年8月第1版
印　　次	2025年8月第1次印刷
定　　价	30.00元

本书如有缺页、倒页、脱页等质量问题,请到所购图书销售部门联系调换
版权所有　侵权必究
物 料 号　62212-00

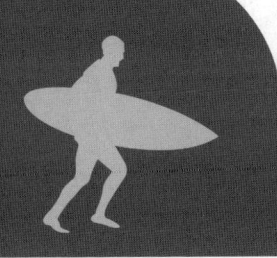

编委会

主　编： 侯德红

副主编： 瞿　昶　李观庆

编　委（按姓氏笔画排序）：
　　　　田少凯　李　鑫　李宝坤　李跃华　张传珍
　　　　张诗雄　易　帆　曾锦全　蔡成成　黎　辉
　　　　魏晓伟

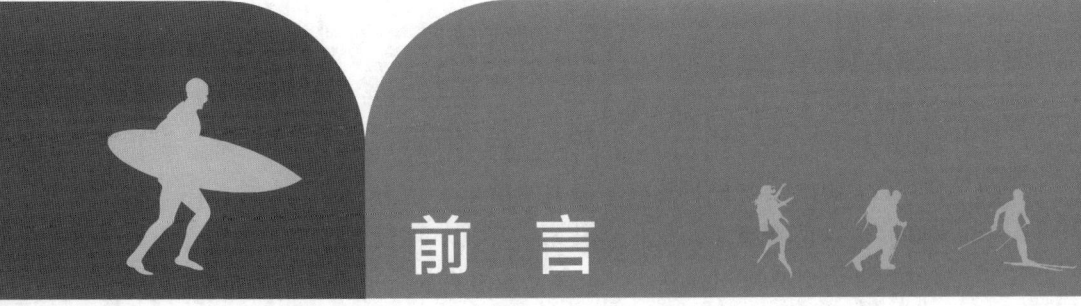

前言

党的二十大报告指出："广泛开展全民健身活动，加强青少年体育工作，促进群众体育和竞技体育全面发展，加快建设体育强国"。这一战略目标的实现，离不开高素质体育专业人才的支撑。作为培养技术技能人才的重要途径，职业教育将在健康中国和体育强国中发挥关键作用。通过加强体育职业教育，培养更多的专业人才，能够有效满足全民健身、群众体育和竞技体育发展的要求，为健康中国和体育强国建设提供坚实的人才保障。

随着我国体育事业的快速发展，运动康复技术在体育领域中的应用越来越广泛。运动康复不仅能够帮助运动员在受伤后迅速康复，还能够帮助普通人群改善身体机能，预防运动损伤。作为一门交叉融合学科，运动康复在促进健康中国、体育强国建设方面发挥着积极作用。近年来，随着我国体育事业的蓬勃发展，特别是奥运会、亚运会等大型体育赛事的成功举办，社会对运动康复专业人才提出了更高的要求。因此，加强运动康复人才培养，已成为我国体育事业和健康产业发展的重要任务。

为深化职业教育教学改革、提高技术技能人才培养质量，国家体育总局科教司组织编写了"新时代高等职业学校体育专业系列教材"。《运动康复技术实务》是该系列教材之一，是高等职业学校体育保健与康复专业的核心课程教材。我们希望通过本书能够让更多的人了解和掌握运动康复技术，促进全民健康事业的发展。

本教材结构清晰，内容注重理论与实践相结合。通过深入浅出的理论阐述、丰富的实例分析和详尽的操作步骤，帮助学生更好地理解和掌握运动损伤的康复过程。本教材力求精简、新颖、实用，具有以下特点：

（1）前瞻性与权威性。本教材由国家体育总局科教司组织编写，全面贯彻落实党的二十大精神，积极融入国内外运动康复领域的最新研究成果，使教材与时俱进。

（2）系统性与全面性。本教材内容涵盖运动康复的基础理论、评估方法、治疗技术、康复训练等多个方面，力求为学生提供一个全面、系统的学习架构。

（3）实用性与应用性。本教材以需求为导向，围绕当前高等职业教育发展和改革的新要求，融入新技术，突出案例教学，丰富教学资源，注重运动康复的实际操作技能，以便学生能够在实践中应用所学知识。

（4）创新性与互动性。本教材采用现代教育技术手段，以二维码形式关联大量教学资源，以增强教学的互动性和趣味性，激发学生的学习兴趣和创新思维。

本教材由侯德红主编，编写团队汇聚了具有丰富运动康复技术实践经验和教学经验的专家和学者。具体编写分工如下：第一章，侯德红、李宝坤、张传珍；第二章，瞿昶、魏晓伟；第三章，瞿昶、田少凯、李跃华；第四章，李鑫、田少凯、张诗雄；第五章，张传珍、易帆、曾锦全；第六章，李鑫、黎辉、蔡成成；第七章，李观庆、曾锦全；第八章，侯德红、李观庆。全书最后由瞿昶、李观庆统稿。

我们衷心感谢国家体育总局科教司、全国体育职业教育教学指导委员会的指导，感谢高等教育出版社体育分社编辑们的辛勤付出和山东数字人科技股份有限公司的无私奉献。

在教材编写过程中，尽管我们力求精益求精，但教材中仍然可能存在不足之处，敬请同行专家及广大师生多提宝贵意见。

编　者

2025 年 4 月

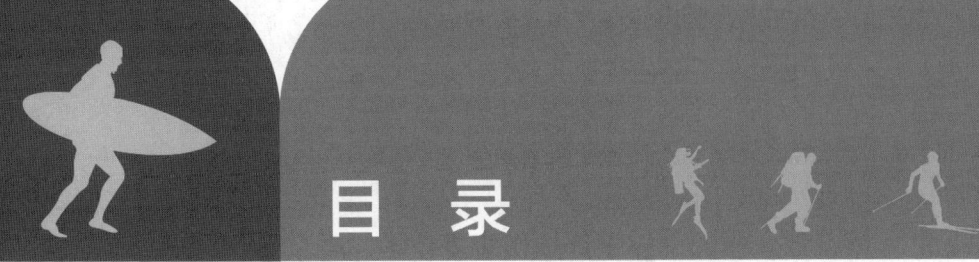

目 录

第一章 运动康复概述 // 1

第一节 运动康复相关概念 // 3
第二节 常用运动康复技术 // 5
第三节 运动功能评估 // 6
第四节 常用运动康复设备和器械 // 8

第二章 运动康复理论基础 // 15

第一节 人体关节运动 // 17
第二节 骨骼肌的工作特征 // 20
第三节 人体的力学杠杆和链式反应 // 24

第三章 运动功能评估方法 // 39

第一节 静态姿势评估方法 // 41
第二节 动态姿势评估方法 // 43
第三节 关节活动度评估方法 // 45
第四节 肌肉力量评估方法 // 48
第五节 心肺功能评估方法 // 51

第四章 运动康复技术 // 57

第一节 关节松动术 // 59

第二节　筋膜松解技术　// 67
第三节　肌肉拉伸技术　// 77
第四节　肌肉力量训练　// 81
第五节　平衡功能训练　// 93
第六节　本体感神经肌肉易化法　// 97

第五章　颈部、躯干部损伤康复技术　// 105

第一节　颈部损伤康复技术　// 107
第二节　胸背部损伤康复技术　// 114
第三节　腰骶部损伤康复技术　// 118

第六章　上肢损伤康复技术　// 123

第一节　肩部及上臂部损伤康复技术　// 125
第二节　肘部及前臂部损伤康复技术　// 134
第三节　腕部及手部损伤康复技术　// 139

第七章　下肢损伤康复技术　// 145

第一节　髋部及大腿部损伤康复技术　// 147
第二节　膝部损伤康复技术　// 157
第三节　小腿部及足踝部损伤康复技术　// 169

第八章　体态纠正康复技术　// 183

第一节　上交叉综合征的纠正康复技术　// 185
第二节　下交叉综合征的纠正康复技术　// 199
第三节　旋前变形综合征的纠正康复技术　// 210

参考文献　// 221

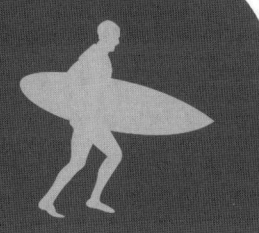

第一章

运动康复概述

本章导言

　　本章介绍康复、康复医学、运动康复的相关概念，以及常用的功能评估方法、运动康复技术、运动康复设备与器械。通过了解这些要素，有助于学生全面了解运动康复概貌，为深入学习后续章节奠定基础。

第一章 运动康复概述

学习目标

知识目标：

1. 了解康复、康复医学的基本概念，了解康复医学研究的主要内容，熟悉运动康复的概念与内涵。

2. 熟悉常用的运动康复功能评估方法和运动康复设备与器械。

3. 掌握常用的运动康复技术。

能力目标：

1. 树立现代运动康复的观念，对现代运动康复有总体的认识。

2. 针对常见的运动损伤能选择合适的康复设备、运动功能评估方法和运动康复技术，能够对患者进行运动损伤的评估与治疗。

素养目标：

1. 具有较强的奉献精神与服务意识。

2. 具有运动康复创新理念。

第一节 运动康复相关概念

随着人们健康意识的不断增强，以及对生活质量要求的日益提升，运动康复的重要性越来越被人们所关注。运动康复是康复医学中的一个重要分支，其实质是"运动"与"医疗"的融合。运动康复是多学科交叉的专业，通过运动疗法、手法治疗、物理因子治疗等方式促进人体组织修复、恢复运动功能、预防运动损伤。康复医学的综合性与运动康复的个性化方法为促进功能康复提供了全新视角。这一综合医学体系不仅满足了现代社会的健康需求，也通过借鉴中国古代的医疗智慧，为全面康复提供专业而创新的解决方案。

一、康复的概念

康复（rehabilitation）指综合、协调地应用各种措施（采用医学的、社会的、教育的、职业的等）减轻病、伤、残者的身、心、社会功能障碍，以发挥其身体、解剖的最高潜能，使病伤残者能重返社会，提高其生活质量。康复通过改善、代偿及替代三种基本途径来达到治疗的效果。康复预防可分为三个等级，分别是：一级预防（结构的损伤）、二级预防（活动受限或残疾）、三级预防（参与受限）。

康复可概括为以下三个特点：

（1）涉及面广，与临床各个学科均有联系。
（2）专业性强，评定及治疗技术自成体系。
（3）治疗手段积极，主张充分调动患者的潜力以积极主动的方式防治残障。

二、康复医学的概念与研究的主要内容

1. 康复医学的定义

康复医学（rehabilitation medicine）是医学的一个重要分支，具有独特的理论基础、功能评定方法及治疗技术。康复医学是以研究病、伤、残者功能障碍的预防、评定和治疗为主要任务，以最大限度地恢复功能障碍者的生理、心理、职业和社会生活能力，改善生存质量为目的的一个医学

学科。

2. 康复医学研究的主要内容

（1）康复基础学。在临床检查的基础上对伤、残患者的功能状况进行客观的定性或定量描述，涉及的基础学科涵盖运动学、神经生理学及环境改造学等。

（2）康复评定学。一套完整的康复体系始于评定，终于评定。康复功能评定不同于单一的诊断，其内容更为丰富，包括器官和系统功能的评定，个体生活自理和生活质量的评定，以及患者进行工作和社会活动能力的评定。例如，躯体功能评定（肌力评定、关节活动范围评定等）、心肺功能评定（心电图分级运动试验、肺功能测试、气体代谢测定等）、有氧运动能力评定（最大摄氧量、代谢当量测定等）、步态分析（力学分析、动态肌电图分析、三维运动分析等）、脑高级功能评定（感知和认知功能评定等）、医学心理学评定（精神、心理和行为评定等）、日常生活活动能力评定、言语和吞咽功能评定、就业能力评定等。

（3）康复治疗学。康复治疗学是治疗计划和疗效评估的基础，包括物理治疗、作业治疗、言语治疗、康复心理治疗、康复工程、中国传统康复治疗及康复护理。其中，物理治疗是目前最常用的康复治疗方法，也是运动康复最实用的技术。

（4）康复临床学。康复临床学是指综合应用各种康复治疗手段，对各类病、伤、残者的病理生理异常及相应的功能障碍进行有针对性的康复医疗实践，如神经疾病康复、慢性疼痛康复等。

（5）社区康复。社区康复是指依靠社区资源在社区范围内采取综合性的康复措施，使残疾人能得到及时、合理和充分的康复服务，旨在改善和提高其躯体和心理功能，提高生活质量并帮助其回归正常的社会与家庭生活。

三、运动康复的概念与内涵

运动康复（Sports rehabilitation）是一个集临床医学、康复医学、物理学及体育学等多学科交叉融合的专门学科。对于运动康复的定义不能片面地理解为运动疗法，也不能理解为专门为运动损伤所开展的康复手段。它的内涵更加丰富，治疗手段更加多样化，所以其并非是"全面康复"的某一个阶段，而是贯穿于康复对象伤、病康复的各个阶段。

运动康复主要应用物理因子疗法、运动疗法等综合手段对身体的功能障碍或慢性疾患进行身体和心理上的评估和治疗，使身体功能和心理达到最大化的康复，从而恢复稳定的生活、工作和运动状态。

运动康复的对象包括运动员和非运动员两类人群。对于运动员的运动康复主要涵盖运动损伤的预防、运动中急性损伤的处理。常见的运动损伤康复方法包括降低血液循环、增加血液循环、降低疼痛与炎症。对于运动损伤引发的炎症和疼痛，通过理疗、推拿、牵拉及肌肉贴扎等技术手段可取得较好的治疗效果。对于术后的功能恢复、专项运动能力的康复急性期及恢复早期的患者，需要针对疾病和损伤情况在早期开展康复治疗，如进行理疗，可以促进原发性功能障碍的恢复，预防继发性功能障碍。对于非运动员的运动康复，主要涵盖老年人及慢性病患者的康复，如内脏疾病、神经疾病和运动系统疾病等。常见的运动系统疾病具有病程长、发病缓慢等特点，病理变化过程分为早期、中期、晚期三个阶段，结合其发病特征在运动康复方案的选择上通常遵循功能恢复与物理治疗并进的配合方式。运动康复对于许多疾病兼具预防和治疗的双重作用。

科学的运动康复训练能够有效提升组织对不良应激的适应能力，预防疾病的发生。例如，有氧运动有利于降低血脂、降低血糖、控制血压、改善情绪，从而提高体质，减少心血管疾病的发生或延缓其发展。

第二节 常用运动康复技术

运动康复技术是一种以运动来促进身体健康和康复的方法。其基础理论涉及人体生理学、运动生理学、生物力学、神经学等多个学科。通过深入了解这些基础理论，可以更好地理解运动康复的原理和方法，从而更有效地进行康复治疗。

运动康复技术包括多种治疗技术，主要有如下几种：

一、运动疗法

运动疗法是运动康复的核心，着重对患者进行躯干与四肢的运动、感觉、平衡等功能进行训练，涵盖关节松动术、筋膜松解技术、肌肉拉伸技术、肌肉力量训练、平衡功能训练及本体感神经肌肉易化法等。

二、手法治疗

手法治疗是通过按摩、推拿、拉伸等手法来缓解肌肉紧张、疼痛和改善关节活动受限。

三、物理因子治疗

物理因子治疗包括光疗、电疗、热疗和冷疗等。针对不同疾病和症状选择的物理因子治疗方法也不同，不同的物理因子治疗方法，其操作方法也会不同。

四、生物力学治疗

生物力学治疗是基于生物力学原理进行康复治疗的方法，包括关节活动度训练、肌力耐力训练、牵伸训练、呼吸训练、平衡与协调功能训练、步态训练、牵引治疗等。

五、神经生理学治疗

神经生理学治疗是基于神经生理、神经发育原理进行康复治疗的方法，常用的方法包括 Bobath 技术、PNF 技术、Brunnstrom 方法、Rood 技术等。

六、运动控制理论治疗

运动控制理论治疗是一种基于控制理论的治疗方法，它通过调整患者的运动模式、增加肌肉力量、改善身体协调性和平衡性，以达到治疗的目的。

在运动康复实际应用中，会根据患者的具体情况进行治疗方法的选择与组合，从而制订个性化的康复计划，以达到最佳的治疗效果。

第三节　运动功能评估

一、运动功能评估的定义

运动功能评估是指通过一系列标准化的测试和观察，来衡量个体在运动和日常生活活动中的表现和能力。

运动功能评估在运动康复中具有关键作用，旨在全面了解患者的运动功能障碍。运动功能评估内容包括关节活动度、肌肉力量（肌力）、肌肉紧张度、平衡功能、协调功能和步态分析。关节活动度评估通过测量关节的活动范围来判断运动系统的功能状态；肌肉力量检查用于评估肌肉力量下降程度；肌肉紧张度评估涵盖主观和客观两种方法；平衡功能和协调功能评估可揭示患者在不同环境中的适应能力；步态分析可为了解异常步态提供依据，包括目测和定量分析。这些评估结果有助于确定康复治疗目标和制订个性化的训练计划。

二、运动功能评估的内容

运动功能评估是运动康复的重要环节之一，其主要目的在于通过系统的检查和测试，对患者的运动能力进行准确评估，并为后续的康复治疗提供科学依据。第一，判断患者主要的运动功能障碍和种类；第二，判断患者功能障碍的程度；第三，在前两步骤完成后确定患者康复治疗的目标；第四，通过康复治疗和训练，可确定预期使患者的功能障碍恢复至何种水平，这种水平即治疗需要达到的目标；第五，确定运动治疗措施的先后顺序。

（一）关节活动评估

关节活动度又称关节活动范围（range of motion，ROM），即关节在一定范围内完成的运动幅度，即利用关节角度尺测量远端骨和近端骨之间的夹角。ROM 是评定运动系统功能状态最基本、最重要的手段之一。关节活动度包括主动关节活动度、被动关节活动度及功能性关节活动度。

（二）肌肉力量评估

肌肉力量评估是运动疗法中常用的技术。其主要目的是判断有无肌力下降及肌力下降的程度与范围，为制订功能训练计划提供依据。肌力评估在肌肉、骨骼、神经系统，尤其是周围神经系统病变的评估中尤为重要。

（三）肌肉紧张度评估

肌肉紧张度评估是指以速度依赖性的张力牵张反射增强，伴随牵张反射兴奋性增高所致的腱反射亢进为特征的一种运动障碍评定方式。主要分为主观和客观两类评定方法。其中，主观方法有观察和手法检查；客观则是指应用仪器，如肌电图评估等。

（四）平衡功能评估

平衡能力是人体在运动或受到外力作用时，能够适应不同环境并维持一定姿势状态或能及时做出安全有效调整的能力。平衡能力是运动功能评定的重要组成部分。治疗师需要评定及了解患者失衡的原因，因此客观的平衡评定是十分重要的。其方法包括徒手评定和仪器评定。

（五）协调功能评估

深感觉、前庭、小脑和锥体外系的功能完整性是运动协调的先决基础。不协调的运动表现为：动作笨拙、不平衡、不准确等。依据中枢神经的不同病变部位可分为小脑、基底神经节和脊髓后索3种协调障碍。常见的评定方法有观察日常生活动作、临床试验、四肢及躯干协调性障碍测试等。

（六）步态分析

步态是人行走功能的表现形式。步态分析的目的在于了解步态异常的性质和程度，为行走功能评定和矫治异常步态提供必要的依据。步态分析的方法有目测分析法和定量分析法。

第四节　常用运动康复设备和器械

在开展运动康复治疗工作时所需的设备和器械较多，这些设备和器械主要是对患者进行评定和训练的。在器械的选择上应遵循因人而异、因病而异的使用原则。现就几种常用器械和设备做简要介绍。

（一）评定设备

1. 关节角度尺

关节角度尺是测量关节活动度的必备工具，由固定臂、移动臂及轴心组成。通常一套关节角度尺中包括5种长短及大小不一的角度尺。在实际测量过程中，应根据测量关节的具体大小来选择适合的关节角度尺型号

（图1-4-1）。

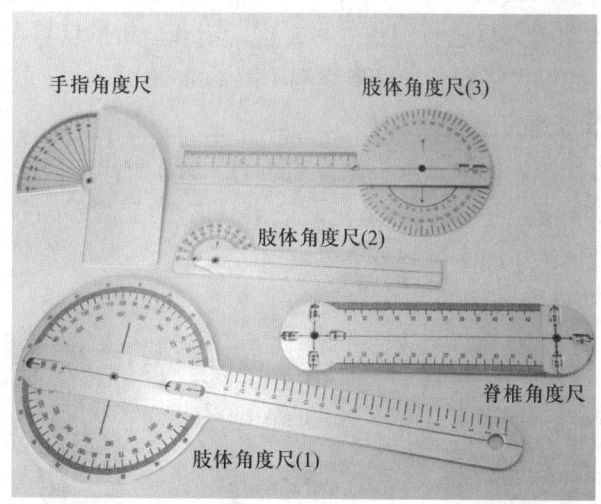

图1-4-1 关节角度尺

2. 心肺功能测定仪器

心肺功能测定仪器包括心电图、呼吸功能检测仪、肺活量测试仪（图1-4-2）、心肺功能测定仪（图1-4-3）、呼吸代谢测定仪等，这些仪器主要用来测定与心肺功能相关的各类疾病。

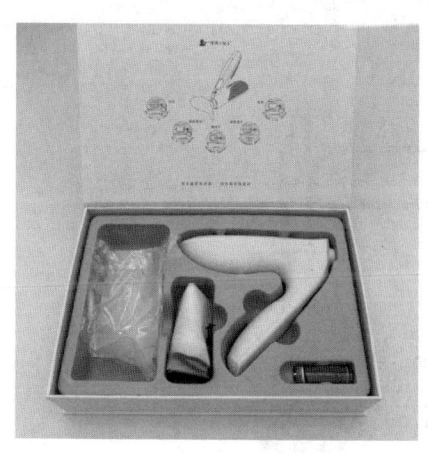

图1-4-2 肺活量测试仪

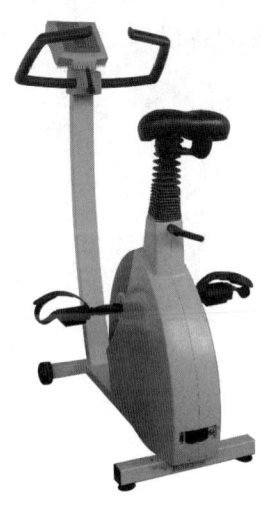

图1-4-3 心肺功能测定仪

3. 步态分析仪

步态分析仪是测试肢体宏观运动最常用的设备，是通过利用普通摄像机得到人体运动图像后进行图像处理，进行步态分析的仪器。步态分析仪包括传感器、数据采集器和计算机终端（图 1-4-4）。

4. 多关节等速力量测试系统

该设备可使患者的测试部位做等速运动，从而测出肌肉的力量、耐力、关节活动度等参数，达到指标量化的效果。该测试系统不仅能用于测试，还可用于运动训练（图 1-4-5）。

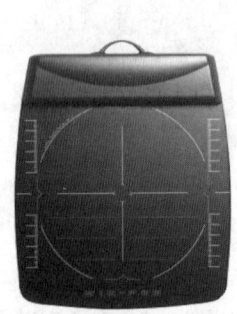
图 1-4-4　步态分析仪

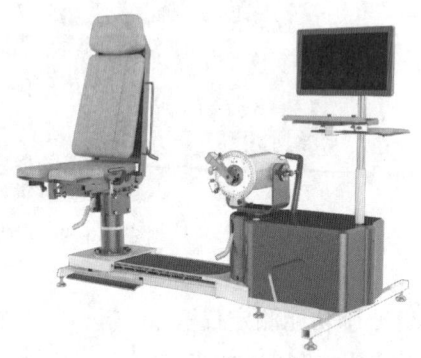
图 1-4-5　多关节等速力量测试系统

5. 动态平衡测试系统

动态平衡测试系统用于平衡能力及下肢本体感觉的测试、评估和训练。该系统可提供静态和多种动态测试及训练，能够满足不同康复对象的需求（图 1-4-6）。

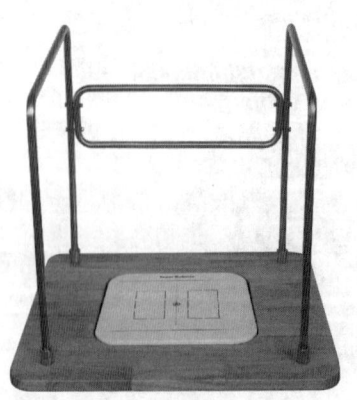
图 1-4-6　动态平衡测试系统

（二）训练器械

1. 训练床

训练床又称PT训练床。常见床面规格为190厘米×122厘米，床面高度约48厘米，最大承载能力为135千克。主要用途：患者进行PT治疗时，该床可满足治疗师的多种要求，如患者翻身、坐起、爬行及平衡训练等（图1-4-7）。

2. 训练球

训练球又称巴氏球、药球或重力球，为不同规格的实心且富有弹性的橡胶球。其用法多样，主要适用于综合基本动作训练、平衡训练及肌肉控制训练等（图1-4-8）。

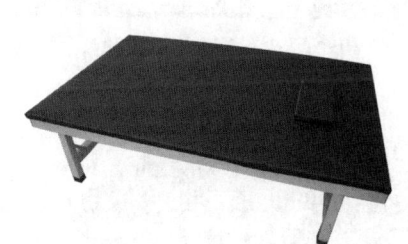

图1-4-7　PT训练床

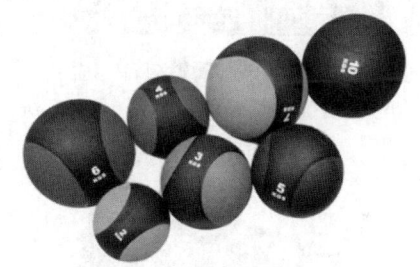

图1-4-8　康复训练球

3. 哑铃组合

哑铃组合是指不同重量、不同规格或不同类型哑铃的搭配，其主要用来进行肌力训练。在训练前可选择重量适宜的哑铃，用单手或双手抓握。利用哑铃配合音乐可以做一些以增加肌力为目的的哑铃韵律操（图1-4-9）。

4. 多功能悬吊床

多功能悬吊床多为金属网状结构，包含挂钩、滑轮、绳索等物件。在运动康复中，通过悬吊固定的方式将肢体吊起来以改变躯体位置，消除重力的影响以达到训练不同肢体关节的目的（图1-4-10）。

5. 泡沫轴

泡沫轴通常为圆柱形泡沫体，也称瑜伽柱，其特点为轻便、弹性较好、硬度适中。进行运动康复治疗时，泡沫轴可通过控制肢体的运动，使目标肌肉沿肌肉长轴方向来回滚动，以此达到放松肌肉、消除疲劳的目的（图1-4-11）。

6. 平衡软垫

平衡软垫也称运动垫，常见规格为196厘米×102厘米×11厘米，是适用于患者坐卧其上进行各种垫上活动，以及关节活动度、坐位平衡、卧位医疗体操训练的一种环保TPE材质软垫（图1-4-12）。

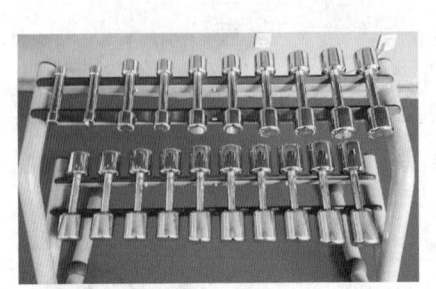

图1-4-9　哑铃组合

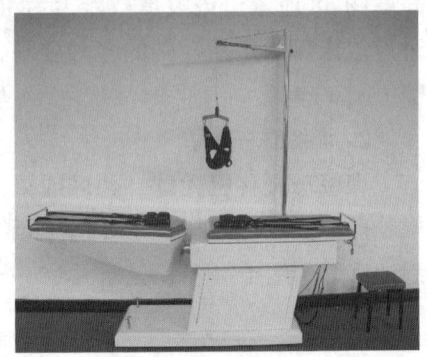

图1-4-10　多功能悬吊床

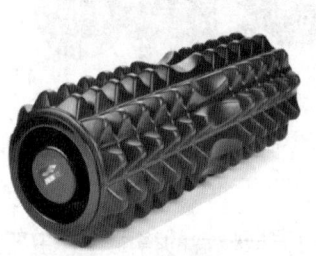

图1-4-11　泡沫轴

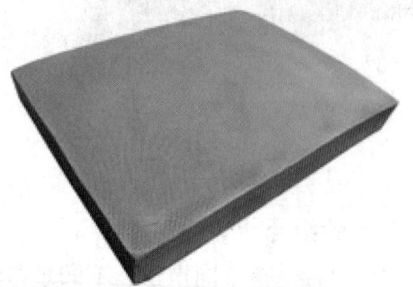

图1-4-12　平衡软垫

（三）理疗仪器

1. 超声波治疗仪

超声波治疗仪是指根据超声波能在人体内产生温热、震动等功效，以其具有方向性强、能量集中、穿透力强的特点，将超声波能量作用于人体病变部位，进入人体肌肉、骨骼深层组织，直达病灶深处，对患者进行治疗的仪器。其临床应用范围广泛，如神经科、皮肤科、内科、外科等相关疾病的治疗都会用到超声波治疗仪。依据其特殊性，在其使用过程中治疗师需注意自我保护，戴手套进行操作（图1-4-13）。

2. 光疗仪

光疗仪主要包括红外线治疗仪、可见光治疗仪及紫外线治疗仪。

（1）红外线治疗仪。利用红外线的特性来治疗疾病的仪器称为红外线治疗仪。其辐射器主要包括红外线灯、石英红外线灯及光浴箱。其主要作用在于改善局部血液循环、消肿止痛、干燥伤口、缓解痉挛等（图1-4-14）。

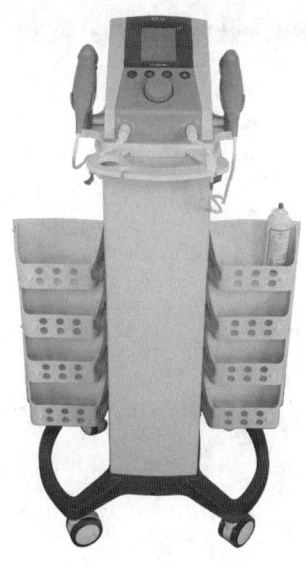 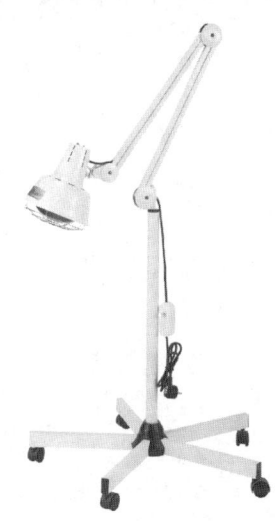

图1-4-13　超声波治疗仪　　图1-4-14　红外线治疗仪

（2）可见光治疗仪。可见光治疗仪是利用波长为400~760纳米的可见光治疗疾病的仪器。它主要包括红光治疗仪、蓝光治疗仪、绿光治疗仪等不同类型。可见光治疗仪的作用机制主要是通过光化学作用和光热作用来刺激细胞代谢、改善血液循环、促进炎症消散。

（3）紫外线治疗仪。紫外线治疗仪是利用紫外线照射人体来防治疾病的一种物理治疗设备。紫外线具有良好的干燥、杀菌、消炎作用，对浅表组织内的细菌或病毒有直接杀灭作用，具有加速血液循环、镇痛、促进上皮再生的功能（图1-4-15）。

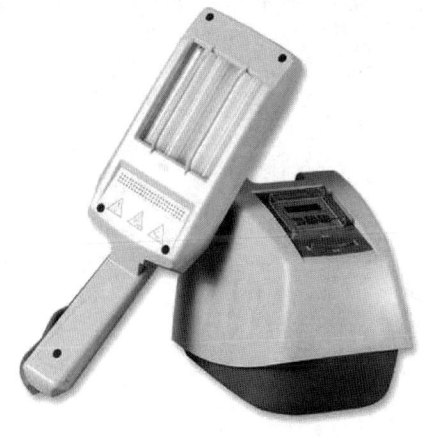

图1-4-15　紫外线治疗仪

> **思考与作业**
>
> 1. 请简要阐述运动康复的内涵。
> 2. 常用的运动功能评定方法有哪些?
> 3. 运动康复常用的物理治疗技术有哪些?
> 4. 请简要介绍一下常用的运动康复器械和设备。

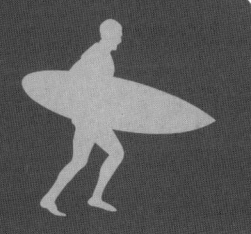

第二章

运动康复理论基础

本章导言

　　人体运动学基础为运动康复提供了重要的理论支撑。人体运动学是研究人体运动的科学，主要涉及骨骼系统、肌肉系统以及关节运动等方面。了解人体运动学基础有助于更好地理解人体运动机制，提高运动表现和预防运动损伤，为运动康复提供科学依据。通过运用人体运动学的知识，康复师可以更准确地评估患者的身体状况，制订个性化的康复计划，并在治疗过程中对患者的运动功能进行科学的评估和调整，以促进患者的全面康复。同时，掌握了人体运动学知识，可以更好地进行体育锻炼，提高身体素质，降低运动损伤的风险。

第二章 运动康复理论基础

学习目标

知识目标：

1. 了解运动中人体的基本特征，掌握人体关节运动的基本类型。

2. 了解各关节、肌肉的运动方式，掌握人体运动力学的基本规律。

能力目标：

1. 能够树立运用科学的人体运动学分析康复治疗的观念，对人体运动方式进行准确判断。

2. 能够运用人体运动基本规律对人体各部位进行运动分析。

素养目标：

1. 在运动康复实践中具备较强的运动损伤分析能力。

2. 在运动康复实践中具备"举一反三"的能力。

第一节 人体关节运动

一、人体关节运动概述

（一）人体关节运动概念

关节运动与关节面形态有着密切的关系，关节面形态的形成与骨骼生长和重塑、机械应力、肌肉力量和运动模式等相关。人体关节运动基本上是沿三个相互垂直的轴所做的运动。人体关节运动方式主要有滑动、屈和伸、收和展、旋转和环转。

（二）人体关节基本结构

所有滑膜关节的基本结构有关节面、关节囊和关节腔，这些结构是每一个滑膜关节所必备的（图2-1-1）。

1. **关节面**（articular surface）

关节面是构成关节各相关骨的接触面，每一关节至少包括两个关节面，一般为一凸一凹，凸的称关节头，凹的称关节窝。

2. **关节囊**（articular capsule）

关节囊是由致密结缔组织构成的囊，附于关节面周围的骨面并与骨膜融合，像"袖套"一样包裹着构成关节的结构，封闭关节腔，为关节提供支持和保护。关节囊的松紧和厚薄因关节的不同而异，活动较大的关节，关节囊较松弛而薄，反之亦然。关节囊可分为内、外两层。外层为纤维膜，内层为滑膜。

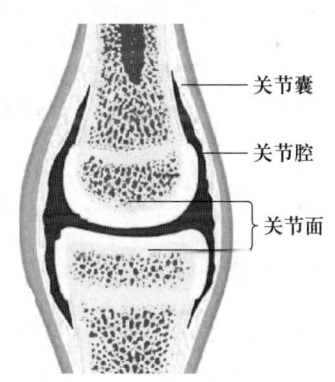

图2-1-1 关节的基本结构

3. **关节腔**（articular cavity）

关节腔是由关节软骨和关节囊滑膜层共同围成的密闭腔隙，腔内有少量滑液，关节腔内成负压，对维持关节的稳定性有一定的作用。

二、人体的运动轴和运动平面

人体的运动是三维的，我们通常在面和轴的系统中来分析人体运动状态（图2-1-2）。人体三个解剖平面分别为矢状面、冠状面和水平面。当运动沿着或平行于一个平面进行时，可以说运动主要发生在一个具体的平面上。尽管人体的动作可以以一个平面为主导，但没有一个运动可以严格地只发生在一个平面内。

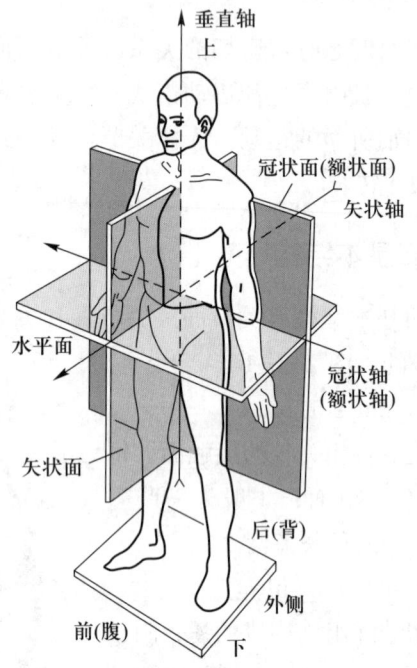

图2-1-2 人体的运动轴和运动平面

1. 矢状面

矢状面是指沿前后方向将身体分成左右两部分。矢状面的运动包括屈和伸。屈即相邻节段夹角减小。伸即相邻节段夹角增大。屈和伸在身体的大部分关节处发生，包括脊柱、肩、肘、腕、髋、膝、足、手。唯独踝关节在矢状面上的运动有其特殊的命名方式：脚背向小腿方向靠近的运动为背屈，脚尖向下，脚底远离小腿的运动为跖屈。矢状面的运动有肱二头肌弯举、肱三头肌下压、深蹲、前弓步、提踵、行走、跑步和爬楼梯等。

2. 冠状面

冠状面又叫额状面，冠状面沿左右方向将人体分为前后两部分。发生在冠状面的运动有四肢的内收和外展（相对于躯干）、脊柱的侧屈、踝关节的内翻和外翻。外展是在冠状面上远离身体中线，类似伸展动作，相邻两节段角度增大。内收是在冠状面上朝向身体中线移动的动作，或者像屈曲动作一样相邻节段角度减小的动作。侧屈是脊椎（颈、胸、腰椎）从一侧到另一侧弯曲或单纯侧弯。内翻和外翻是跟骨和跗骨在额状面上的运动。额状面的动作有肩外展、侧弓步和侧向滑步等。

3. 水平面

水平面又叫横切面，水平面与地面平行，将人体分为上下两部分。发生在水平面的运动有四肢的内旋和外旋、头和躯干的左右旋转、桡尺关节的旋前和旋后。足部在水平面上的运动称为外展（脚尖向外旋转）和内收（脚尖向内旋转）。水平面的动作有绳索（抗阻）旋转、头部向一侧扭转、打高尔夫球和挥拍动作等。

三、人体关节轴的类型及运动方式

在肌肉收缩的牵拉下，骨沿着关节轴规定的轨迹进行移位运动，关节在运动中起着枢纽的作用。根据关节运动轴的数目可将关节分为单轴关节、双轴关节和多轴关节。

1. 单轴关节

（1）滑车关节（屈戍关节）。关节头呈滑车状，关节窝正中生有矢状方向的嵴，与关节头的沟相对应。滑车关节仅能沿水平冠状轴做屈、伸运动，手的指间关节属于此类型。屈时两骨互相靠拢，角度变小；伸时两骨离开，角度增大。有的滑车关节关节头的滑车两端大小不一，关节窝上的嵴呈螺旋状，叫作蜗状（螺旋）关节，其运动轴为斜冠状轴，运动方向为从外下向内上的斜线，即屈时偏向内侧，伸时偏向外侧，肘关节属此类型。

（2）车轴关节。关节头呈圆柱状，关节窝常与韧带相连形成环形，形同车轴与轴承。例如，寰枢关节和桡尺近、远侧关节。它仅能循长轴（垂直轴）做旋转（回旋）运动，旋内时骨的前面转向内侧，反之，骨的前面转向外侧叫作旋外，手背转向前方为旋前，反之，手背转向后方恢复标准姿势时为旋后。

2. 双轴关节

（1）椭圆关节。关节头为椭圆球状，关节窝为椭圆形凹状面，如桡腕关节。此类关节可沿冠状轴（长轴）做屈伸运动，又可沿矢状轴（短轴）做收展运动。内收时向正中面靠拢，外展时则远离正中面。此外，还可进行两轴交替的环转运动，即运动整体呈现圆锥形轨迹。

（2）鞍状关节。相对两骨的关节面都是马鞍形，二者互为关节头和关节窝，可沿水平冠状轴做屈伸运动和矢状轴做收展运动，如拇指腕掌关节。

3. 多轴关节

（1）球窝关节。关节头为球面，关节窝为球形凹面，可以通过球心设无数个轴（直径），因此，该类型的关节能做任何方向的运动。我们一般以三个互相垂直的典型轴来理解球窝关节的运动，即沿冠状轴的屈伸活动，沿矢状轴的收展运动，以及沿垂直轴的旋内、旋外运动。一般球窝关节的关节头大而关节窝浅（如肩关节），其运动幅度较大；如果关节窝深，包绕关节头的1/2以上时，则其活动度受限，叫作杵臼关节（如髋关节）。

（2）平面关节。相对两骨的关节面接近于平面，实际可理解为巨大球体或球窝的一小部分，故也属多轴关节。但一般它们的关节囊坚固且紧张，只能做范围很小的微动。腕骨间关节、跗骨间关节和椎间关节属于此类型。

此外，两个或两个以上结构独立的关节，必须互相配合才能完成运动的，叫作联合关节，如下颌关节和椎间关节等。

第二节 骨骼肌的工作特征

一、骨骼肌的收缩形式

骨骼肌收缩是肌肉对刺激所产生的收缩反应。狭义来说，肌肉收缩是指脊椎动物骨骼肌靠传播活动电位而发生的收缩。单一的活动电位产生单收缩，反复的活动电位产生强直收缩。不通过活动电位的肌肉收缩多数情况是由非传布性的去极化而产生的，去极化如只限于局部肌肉，且为短暂性的，称为局部收缩。去极化如在肌肉全部而且是持续性的，则称为拘性收缩。在平滑肌所见到的持续性收缩一般称为痉挛，但很多仍然是伴随着反复活动电位或是持续性去极化。

（一）等张收缩与等长收缩

1. 等张收缩

等张收缩是指肌肉收缩时，表现为长度发生改变而张力基本不变的收缩形式，如哑铃弯举（图2-2-1）。

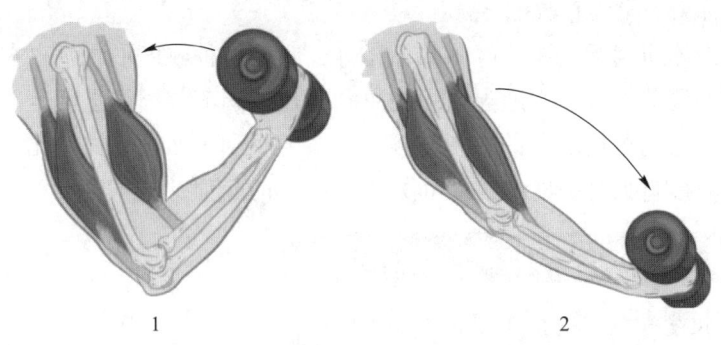

图 2-2-1　哑铃弯举

2. 等长收缩

等长收缩是指肌肉收缩时，表现为张力发生变化而长度基本不变的收缩形式，又称静力性收缩，常用来维持特定体位和姿势，如平板支撑（图2-2-2）。

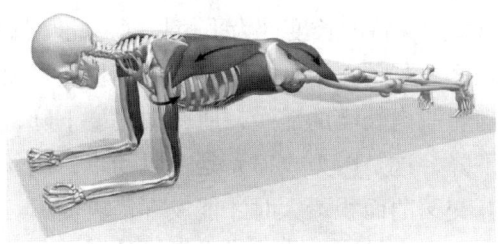

图 2-2-2　平板支撑

（二）单收缩和强直收缩

1. 单收缩

单收缩是指肌肉受到一次短促刺激后出现的一次收缩和舒张。收缩过程分为潜伏期、收缩期和舒张期三个时期。

2. 强直收缩

强直收缩是指肌肉受到连续刺激，当刺激频率达到一定程度时，后一次收缩落在前一次收缩的过程中发生收缩总和，出现强而持续的收缩。如果刺激频率较低，后一次收缩发生在前一次收缩过程的舒张期，称为不完全强直收缩；如果刺激频率较高，后一次收缩发生在前一次收缩过程的收缩期，称为完全强直收缩。

在人体肌肉活动中，等张收缩与等长收缩两种收缩形式都存在。在神经系统的调节下，肌肉通过收缩的总和可快速调节收缩的强度。总和有两种形式：运动单位数量的总和与频率效应的总和（即运动神经元发放冲动的频率可影响肌肉的收缩形式和收缩强度，如强直收缩）。

二、人体动作与肌肉力量的关系

1. 长度—张力关系（图 2-2-3）

静止的肌肉具有弹性，如果对肌肉的一端施以外力，肌肉便被拉长，而当撤除外部负荷后肌肉便恢复其初始长度。最初肌肉很容易被拉长，但当拉长到一定长度后，很小的伸长也要施加越来越大的力。静息时肌肉的弹性主要由肌肉内结缔组织产生，而肌肉受牵张时其纤维也进一步拉紧。

如果间隔较短时间重复地拉伸肌肉，则肌肉长度的增加比单次拉伸要多。当肌肉受刺激时，收缩元产生张力，其大小依肌肉长度而变化。完全撤除负荷时，肌肉力图保持的长度称为平衡长度，此时肌肉的弹力等于零。在活体内肌肉的长度总是稍大于平衡长度所以即使完全放松的肌肉也仍保持一定的张力。随着肌肉长度的缩短，肌张力也要下降，而收缩元在肌肉过分伸长时也会下降，这是因为收缩元是在肌动蛋白微丝同肌浆球蛋白微丝的主动部分相互交叉的面积最大时才能发挥最大的力。当肌肉的长度增长或缩短时，肌动蛋白微丝同肌浆球蛋白微丝的相互交叉面积减小，因而它们之间所形成的横向间桥的数量也相应减少，所以力也相应下降。

收缩元的力最大时的肌肉长度称静止长度。如果肌肉长度小于平衡长度时肌肉受到刺激，此时再对肌肉施以较大的外力（如跑步过程中脚着地时腿部肌肉的情形），肌肉就被拉长并产生弹力。肌肉的弹性形变力，随着时间的推移而逐渐减小的松弛特性也很重要。在立定跳高的蹬地动作中，如果迅速下蹲后立即蹬地，要比蹲到最低点后犹豫片刻再蹬地跳得高得多，因为在迅速下蹲时所产生的弹力在经过间歇时间后会由于肌肉的松弛而减弱。

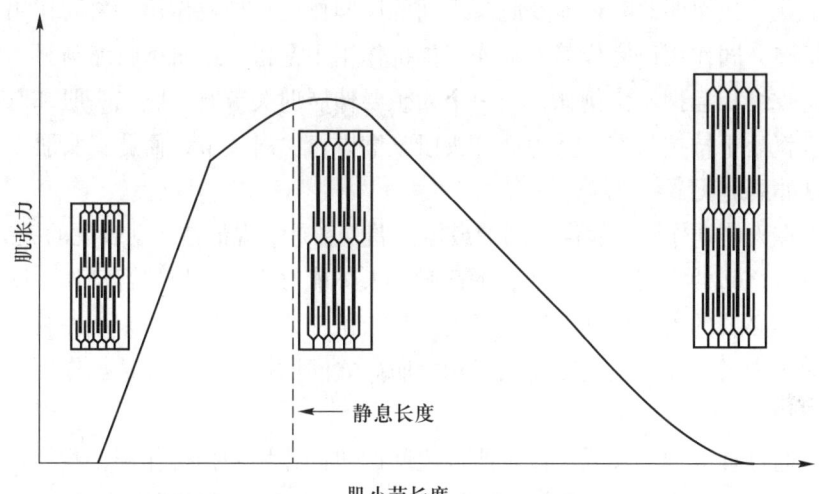

图 2-2-3　长度—张力关系示意图

2. 力—速度关系

力量素质能够为速度素质打下基础；力量素质还决定着耐力素质的增长、柔韧素质的发挥。力量素质是体能训练水平的标志，是运动素质的基础。在体育领域，力量素质几乎是所有运动技能的基础。从运动训练学的角度来看，按照与体育运动专项的关系，力量素质主要有最大力量和快速力量。

（1）最大力量是指肌肉通过最大随意收缩克服阻力时所表现出来的最大力量值。而相对力量是指人体单位体重所具有的最大力量。

（2）快速力量是指肌肉快速发挥力量的能力，是力量与速度的有机结合。在日常训练中常常出现"爆发力"一词，"爆发力"是快速力量的一种表现形式，是指张力已经开始增加的肌肉以最快的速度克服阻力的能力。

影响力量素质的因素

3. 力偶关系

人体动作与肌肉力量之间的关系主要受力偶关系的影响。力偶是指两个力相互作用，产生旋转或侧向运动的力量关系。在人体动作中，肌肉通过收缩产生力量，并通过肌腱和骨骼系统传递给关节，引起关节的运动。

肌肉收缩时产生的力量会作用于关节，产生旋转或侧向运动。这种运动是由肌肉之间的力偶关系决定的。例如，当一个人想要弯曲肘关节时，肱二头肌和肱三头肌会协同作用，形成一个力偶，使得前臂围绕肘关节进行旋转运动。

此外，力偶关系还涉及肌肉之间的协同作用和拮抗作用。协同作用是指肌肉共同作用以完成某一动作。拮抗作用则是指一组肌肉收缩与另一组肌肉收缩相互抑制。例如，当一个人想要伸展肘关节时，肱二头肌和肱三头肌就处于拮抗状态，其中肱二头肌收缩以弯曲肘关节，而肱三头肌则收缩以伸展肘关节。

在人体动作中，肌肉之间的最佳力偶关系是实现最佳运动表现的关键。当肌肉之间的力偶关系协调、平衡时，人体能够更有效地执行动作，同时减少不必要的能量消耗并避免运动损伤。例如，对于运动员来说，为了使运动表现最大化，他们需要确保相关肌肉之间的协同作用和拮抗作用达到平衡状态。

通过理解力偶关系，以及肌肉之间的协同作用和拮抗作用，我们可以更好地理解人体运动的机制，提高运动表现，并降低运动损伤的风险。

第三节 人体的力学杠杆和链式反应

一、人体的力学杠杆

（一）人体力学杠杆概述

在运动训练中涉及的肌肉大多数是借由杠杆系统发挥作用的。为了了解骨骼肌是如何产生动作的，就需要掌握杠杆的基本知识。

杠杆：在力的作用下绕着一个支点转动的刚性结构或者部分刚性结构。当杠杆受到一个不是作用点上的力时，杠杆将绕着支点转动。杠杆会对抗阻其转动的物体产生力。

支点：杠杆的轴点。

力臂：从支点到力的作用线的垂直距离。力的作用线是一条通过力的作用点，沿着力的方向的直线。

力矩：力对物体产生绕某支点转动作用的物理量。力矩等于力乘以力臂。

肌力：由生化活动或非收缩组织的伸展（肌肉被拉长）导致肌肉末端牵拉对抗而产生的力。

阻力：由外界产生的对抗肌力的力（如重力、惯性力和摩擦力）。

机械效益：施力（肌力）作用臂与阻力作用臂之比（图2-3-1）。因为肌力矩和阻力矩之间维持一种稳态，所以肌力乘以肌力臂等于阻力乘以阻力臂。机械效益＞1意味着等式里的肌力小于阻力；而机械效益＜1时，则说明机体处于不利状态。

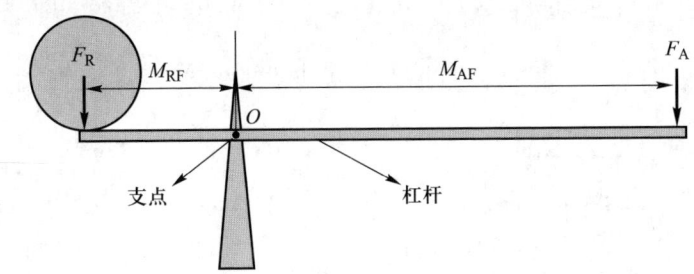

图2-3-1　机械效益——施力（肌力）作用臂与阻力作用臂之比

（二）人体力学杠杆的分类

1. 第一类杠杆

肌力和阻力施加于支点两侧的杠杆，如做伸屈肘运动时，以肘关节为支点做杠杆运动。肱骨和尺骨起到杠杆的作用，它们周围的骨骼肌起动力作用（图2-3-2）。O＝支点，F_M＝肌力，F_R＝阻力，M_M＝肌力臂，M_R＝阻力臂，机械效益＝M_M/M_R＝5厘米/40厘米＝0.125，小于1，机体处于费力状态；在等长/等速训练时，$F_M \cdot M_M = F_R \cdot M_R$，因为$M_M < M_R$，所以$F_M$必须＞$F_R$。这种情况说明了机体处于费力状态（需要用较大的肌力去对抗较小的阻力）。

2. 第二类杠杆

肌力和阻力施加于支点同侧的杠杆，而且肌力臂＞阻力臂，因此，其机械效益＞1。例如，当腓肠肌收缩时使站立的人提踵（图2-3-3）。因为其机械效益＞1，所以当人体静止或匀速跳起时，肌肉产生的作用力要小于阻力（人体本身的重量）。F_M＝肌力，F_R＝阻力，M_M＝肌力臂，M_R＝阻力臂。当身体上提，足趾关节便成了杠杆的支点（O）。因为$M_M > M_R$，所以$F_M < F_R$。

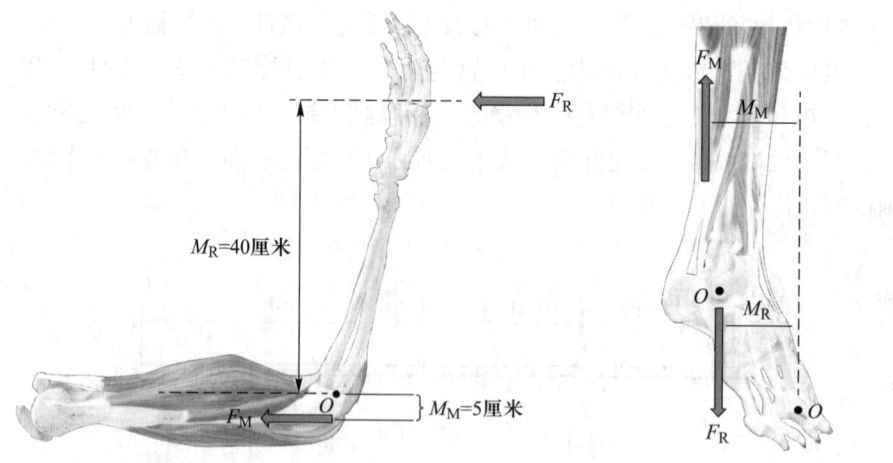

图 2-3-2　第一类杠杆（肘屈伸）　　　图 2-3-3　第二类杠杆（提踵）

3. 第三类杠杆

作用力和阻力施加于支点同侧的杠杆，但肌力臂＜阻力臂（图 2-3-4），因此其机械效益＜1，故肌肉产生的作用力要大于阻力。例如，对抗阻力屈肘（肱二头肌屈曲练习）F_M＝肌力，F_R＝阻力，M_M＝肌力臂，M_R＝阻力臂。因为 $M_M < M_R$，所以 $F_M > F_R$。

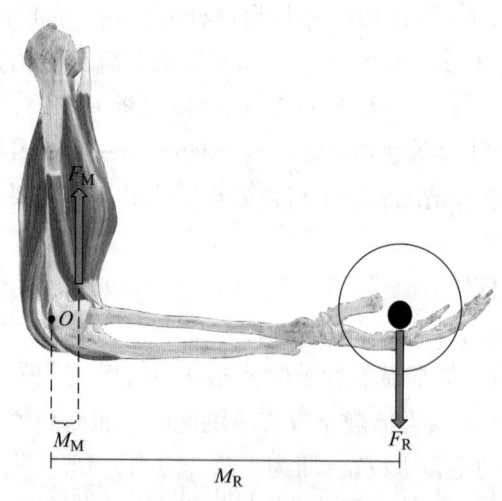

图 2-3-4　第三类杠杆（对抗阻力屈肘）

肌肉使四肢绕着关节运动，大部分的机械效益＜1（机体处于费力状态）。这就是为什么肌力远远大于施加于外物的力。例如，图 2-3-2 中阻力臂是肌力臂的 8 倍，所以肌力是阻力的 8 倍。那么肌肉和肌腱将承受极大的内部压力而可能导致受伤。

（三）人体力学的机械效益

在实际运动中，杠杆类型的分类取决于杠杆支点的位置。然而，了解机械效益理论比区分杠杆类型重要得多。事实上，机械效益常常会随着运动发生变化。

1. 膝关节屈伸

在做膝关节屈伸时，旋转轴的位置在关节活动范围内随着动作的进行而发生改变，从而影响股四头肌和腘绳肌的力臂长度。伸膝时，髌骨使得股四头肌肌腱不至于太靠近旋转轴，故股四头肌的机械效益不会发生太大的改变（图 2-3-5）。

髌骨使股四头肌肌腱和膝关节旋转轴保持一定的距离，增加了股四头肌的机械效益；缺少了髌骨，股四头肌肌腱靠近膝关节旋转轴，使得肌力臂变短，股四头肌的机械效益减少。

2. 屈肘

屈肘时，肘关节并没有类似于髌骨的结构，故无法保持关节旋转轴到肌腱作用线的垂直距离（图 2-3-6）。

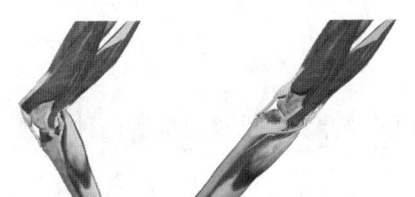

图 2-3-5　膝关节屈伸

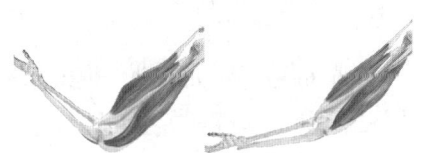

图 2-3-6　屈肘

肱二头肌使肘关节屈时，关节旋转轴到肌腱作用线的垂直距离可因不同的关节活动范围发生改变。当肌力臂较短时，肱二头肌的机械效益较小。

负重屈肘时，阻力臂（负荷的作用力臂）等于杠铃质心到身体四肢关节处的水平距离；随着举重的动作进行，阻力臂会发生变化（图 2-3-7）。举起一定负荷时，负荷的作用臂（M）和阻力矩可随着负荷到肘关节的水平距离的改变而改变。

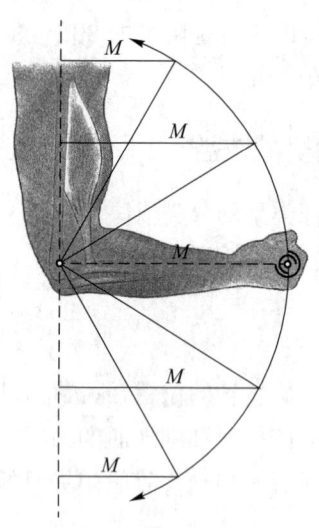

图 2-3-7 负荷的作用力臂

二、人体力学的链式反应

通常链式反应可以分为关节链式反应、肌肉链式反应和神经链式反应，但是所有这些系统功能都不是独立的。链式反应的类型取决于功能性需求，并且受三个系统之间相互作用的影响。任何主要链的病理变化都会使附属链功能紊乱。本节我们将主要围绕关节链式反应和肌肉链式反应进行阐述。

（一）关节链

关节链是不同关节动作模式相互作用的结果。关节链可分为两种类型，即姿态链和运动链。

1. 姿态链

姿态链是指当身体保持直立时某个关节和其他关节的位置关系。它从结构机制和功能机制上影响着人体的姿态和动作。结构机制是指骨骼静态位置对其相邻结构的影响；功能机制是指人体关键节点（骨盆和肩胛骨）对附着在这些结构上的肌肉的动态影响。结构链受关节静态位置的影响，功能链则受关节结构周围肌肉激活的影响。

（1）结构姿态链。骨骼结构的位置直接影响着相邻的结构。脊柱是最典型的姿态链。临床上常通过颈椎、胸椎和腰椎的姿态位置对骨骼肌肉疼痛患者进行评估。强调这些区域正确的位置在训练中是非常必要的，可以提升动作的规范性和安全性。

由于脊柱的这些区域是通过椎体系统相互联系的,所以任何区域的变化都会通过链式反应影响到其他区域。姿态不良就是从骨盆到头部,贯穿整个脊柱的链式反应。如图2-3-8不良的站姿迫使骨盆前倾,增加了腰椎正常的前弯,这时胸椎正常的后突逆时针旋转而增加,随后颈椎也逆时针旋转,最终导致头部前伸而出现典型的姿态不良。

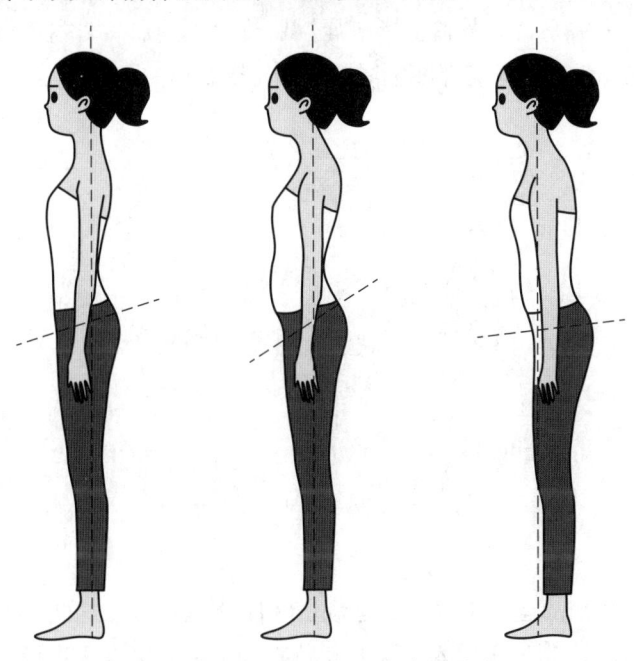

图2-3-8 骨盆前倾对姿态的影响

在姿态评估中对胸腔的骨骼结构进行考量也是非常重要的,因为它直接影响着脊柱胸腰节段。膈肌或脊柱深层稳定肌薄弱的患者通常会通过提升胸腔下部来辅助呼吸(图2-3-9)。这样会使胸腰连接处局部过伸,从而导致该节段不稳定并伴随出现功能紊乱。反复、持续地提升肋骨可能导致肋骨相对椎骨在肋椎关节处后旋或椎骨相对肋骨前旋。通常这种情况就变得很复杂,因为会伴随胸椎节段性伸展不足和驼背。

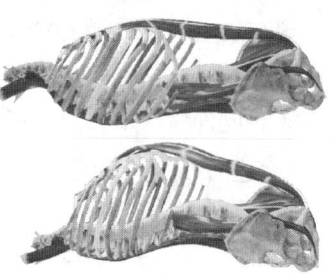

图2-3-9 脊柱胸腰处过伸

（2）功能姿态链。关键结构的姿态位置不良会引起病理变化和功能紊乱。"关键结构"是指作为姿态肌群附着点的骨骼结构，主要是骨盆肋骨和肩胛骨。这些附着点既作为肌肉起点，也是肌肉的止点。肌肉紧张或薄弱会导致关键结构姿态位置改变，而姿态改变也会引起肌肉紧张或薄弱。这些骨骼结构的位置是姿态评估的重点，也是造成功能紊乱的关键因素。

骨盆会影响腰骶关节相邻的脊椎，同样也会影响起点位于骨盆上肌肉的长度—张力关系，如骨盆会影响屈髋肌群和腘绳肌。骨盆前倾会伴随屈髋肌群紧张，骨盆后倾会伴随腘绳肌紧张（图2-3-10）

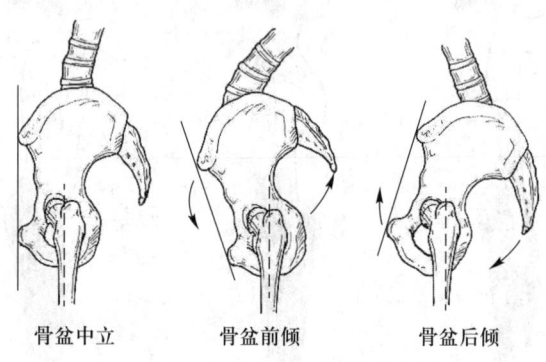

图2-3-10　骨盆前倾和后倾

2. 运动链

最为人熟知的运动链是开式运动链和闭式运动链，这两个概念的关注点在关节的运动上。这些运动链很容易通过生物力学方法进行评价，如步态分析。步态动作中下肢的链式反应由于其固有的模式和时而代偿动作为人所知。例如，足内翻导致胫骨内旋，进而引起膝关节外翻和髋关节内旋。在步态动作中，神经肌肉系统必须控制这些相联系的动态动作。通常来说，病理与运动链的代偿功能紊乱相关：通过运动链传递，足内翻可能导致腰椎位置不良，从而需要额外的躯干稳定机制。因此，治疗师必须把目光从疼痛的位置移开，去找到真正的生物力学原因。

（二）肌肉链

肌肉链是指完成动作模式时共同工作或彼此互相影响的一群肌肉。肌肉链包含三个亚型，即协同肌、肌肉链索和肌筋膜链。这三个亚型都与关节和神经系统相互依赖。

1. 协同肌

协同肌与主动肌共同工作产生运动或稳定关节。协同肌包括次动肌、稳定肌和中和肌。例如，肩部旋转动作，肩袖肌群被激活同时，菱形肌、前锯肌和斜方肌作为肩胛骨的稳定肌，确保了肩袖肌群附着点的稳定。因此，假性肩袖薄弱可能是由于肩胛骨稳定性不足引起的。这时如果人工稳定住患者的肩胛骨，则依然能够表现出正常的肩袖肌群力量。

2. 肌肉链索

20世纪30年代欧洲解剖和医学界认识到了肌肉链索（也被称为肌肉回路）。相对于协同肌共同参与局部单关节的运动，肌肉链索是整体性的，它跨越多个关节并提供运动和稳定性。肌肉链索能通过躯干促进旋转和传递力量，尤其是传递从下肢到上肢的力量（Vleeming等，1995）。肌肉链索还为交互运动和对侧运动提供稳定支持和创造有利条件，如身体移动时。通常肌肉链索是相互联系的，一块肌肉的止点和另一块肌肉的起点通过关键节点相互连接（表2-3-1）。这些关键节点作为固定点为整个肌肉链提供稳定的支撑。梅尔斯将这些肌肉链称为解剖列车，并提出了贯穿全身的筋膜连接模型。欧洲人在描述肌肉链索时仅仅看到了肌肉的功能性连接，而扬达同时看到了肌肉链中的筋膜和功能这两个因素。

一些主要的肌肉链索已经得到公认。这些链索中的肌肉共同工作产生功能性运动，所以机体的运动不是肌肉孤立收缩完成的。因此，我们不能认为肌肉力量就是肌肉起止点之间这部分的力量。由于这些肌肉的起点都位于骨盆和胸廓，因此伯格马克将这些链索上的肌肉大都定义为整体肌。

▶ 表2-3-1 解剖关键节点及肌肉链索

关键节点	肌肉链索
肩胛骨	菱形肌、前锯肌
肩胛骨	菱形肌、肱二头肌
肩胛骨	斜方肌、肱二头肌
肩胛骨	肱二头肌、胸小肌
肱骨	肱二头肌、胸大肌
肱骨	背阔肌、肱三头肌

续表

关键节点	肌肉链索
肱骨	前锯肌、腹外斜肌
肱骨	胸大肌、腹内斜肌
腹白线	腹内斜肌、腹外斜肌
骨盆	腹内斜肌、臀中肌
骨盆	腹内斜肌、缝匠肌
骨盆	腹外斜肌、内收肌
骨盆	腘绳肌、臀大肌
骨盆、胸腰筋膜	臀大肌、对侧背阔肌
股骨	臀大肌、股四头肌
股骨	腘绳肌、髋屈肌
股骨	腘绳肌、胫骨前肌
股骨	股四头肌、跖屈肌

3. 肌筋膜链

肌筋膜链对于关节运动的整合至关重要。筋膜附着在肌肉与骨骼之间，可以传递张力，也能通过包裹在筋膜内的肌肉收缩产生外力。筋膜通常形成腱膜与肌肉相连，尤其是位于躯干的胸腰筋膜和腹部筋膜。筋膜将不同肌肉连接起来共同完成运动，并通过躯干连接四肢。例如，胸腰筋膜将下肢（臀大肌）和同侧上肢（背阔肌）连接起来，还通过人体中线传递负荷以控制肢体伸展和躯干旋转。这些筋膜层帮助连接不同区域的肌肉，形成了人体的肌筋膜链。根据肌筋膜链理论，人体有12条肌筋膜经线，分别是后表链、前表链、侧表链（2条）、螺旋链（2条）、手臂链（4条）、功能链及前深链。

（1）后表链。后表链（又称后表线）是连接并保护整个身体的后表面，像一个从脚底到头顶的盔甲，可分为从足底筋膜到腘绳肌，以及腘绳肌到眉弓两部分。当站立，膝关节伸直时，后表链成为整个肌筋膜上的一条连续线路。后表链也可以拆解成单个的部分，在图2-3-11中可看到路线本身及其在骨骼模型上的附着情况。

① 姿势功能：后表链整体的姿势性功能是在完全直立伸展的状态下支撑身体，避免身体蜷缩屈曲。长期保持姿势需要肌筋膜带中的肌肉具备较高比例的慢收缩、耐力型肌纤维，同时也需要在筋膜部分具备加厚的薄膜与束带，如在跟腱、腘绳肌肌腱、骶结节韧带、胸腰筋膜、竖脊肌的"条索"与后头脊处。后表链的伸直功能中，在膝关节是个例外。它被后表链的肌肉牵拉向后。在站立时，后表链的互锁肌腱能协助膝关节十字韧带维持胫骨和股骨间的姿势排列。

② 运动功能：除膝关节被牵拉向后以外，后表链的所有运动功能都是产生伸直与过度伸直。在人类发育过程中，后表链的肌肉使婴儿头部从胚胎期屈曲状态中仰起，逐步进入产位，通过眼睛接触外界，后表链通过身体其他部分来提供向下的稳定力，使儿童在每个发育阶段都能保持身体稳定，并能在出生后一年能够直立。我们以屈曲的姿势出生，发展到可以轻松维持伸直的姿势，这个缓慢又波折的历程也伴随着后表链的力量、能力、平衡等各方面的发展。

（2）前表链。前表链（又称前表线）连接人体的整个前表面，下起自足背，上至头颅侧面，可分为脚趾到骨盆和骨盆到头部两部分（图2-3-12）。当髋关节处于伸展状态（站立位）时，这两部分作为一个连续的筋膜路线协同作用。

① 姿势功能：与后表链保持平衡，提供张力性的支撑，以便从头部往上提拉重心前倾的骨骼，如耻骨、胸腔和面部。此外，它的肌筋膜还能维持膝关节的姿势性伸展，其肌肉则随时准备保护人体前表面敏感和脆弱的部分及腹腔脏器。前表链起自脚趾背部，根据"筋膜之间互相连接"的原则，前表链在趾骨尖端通过骨膜与后表线相连，但连接处无可见的相互作用。从功能上说，这两条解剖列车线是相互对抗的，即后表链负责屈曲脚趾，而前表链则负责伸展脚趾和上提身体。实际上，从姿势功能角度来说，背屈肌限制胫腓骨过度后移，而跖屈肌则限制其过度前倾。人体矢状面上的姿势平衡（即前后平衡）主要通过前表链和后表链之间的张弛关系来进行调节。躯干和颈部平衡的保持，除上述两条线之外，还必须有前深链的参与。当这些线被作为筋膜平面的一部分而不是肌肉收缩的链条时，几乎大多数病例都显示：前表链倾向于向下移动，而后表链则倾向于向上移动。

② 运动功能：躯干和髋关节屈曲、膝关节伸展、足背屈。在颈部，还

包括一系列复杂的运动组合。为了应对多关节做迅速有力的屈曲，前表链的肌肉部分含有较高比例的快肌纤维。前表链以快速反应为主，后表链以耐力为主，双方的这种相互作用可以通过一方收缩时另一方被拉长而体现出来。

（3）侧表链。侧表链（又称体侧线）（图2-3-13）位于身体两侧，起自足内侧与外侧的中点，从踝外侧上行，经小腿和大腿的外侧面，以"篮纹编织状"或"鞋带交叉"方式上行至躯干，由肩部下方上行至头颅的耳部区域。

① 姿势功能：侧表链的姿势功能是调整身体前后的平衡和左右的平衡，还能对其他表层线（前表链、后表链、所有臂链、螺旋链）之间的力量进行调节。侧表链通常以协调的方式来固定躯干和下肢，防止上肢活动时身体结构变形扭曲。

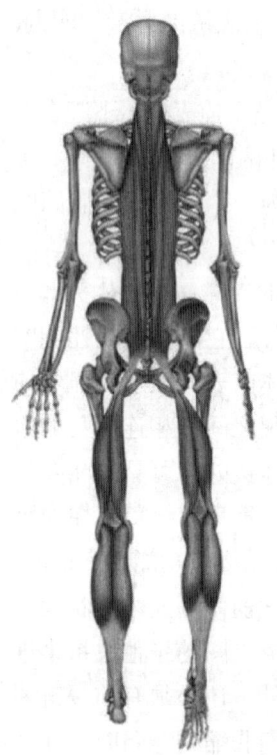
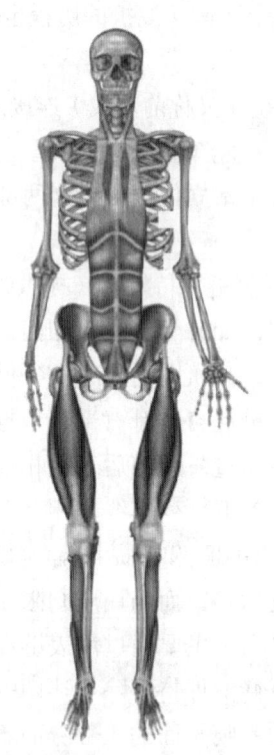
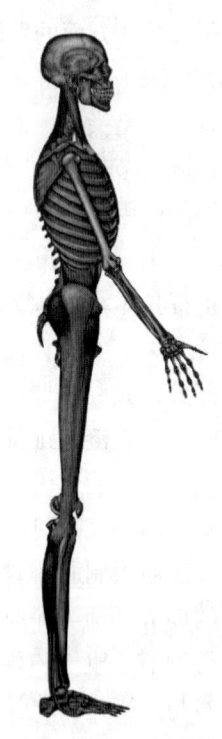

图2-3-11　后表链　　　　图2-3-12　前表链　　　　图2-3-13　侧表链

② 运动功能：侧表链参与身体侧弯的动作，即躯干侧弯、髋部外展及足外翻，与前深链维持身体矢状面运动的稳定，也参与呼吸功能和稳定其他链运动的功能，对躯干侧向和旋转运动还有可调性"刹车"的作用。

（4）螺旋链。螺旋链（又称螺旋线）（图2-3-14）是由左右两条螺旋反向环绕身体的线。它从颅骨两侧穿过上背部连接到对侧肩部，然后环绕肋部到身体前面，在肚脐水平交叉回到与颅骨同侧的髋关节。从髋部，螺旋链以"跳绳"的方式沿大腿前外侧，越过胫骨到内侧足弓，然后通过足底向上，经下肢后外侧到坐骨，然后进入竖脊肌筋膜，最终抵达非常接近其起点的颅骨位置。

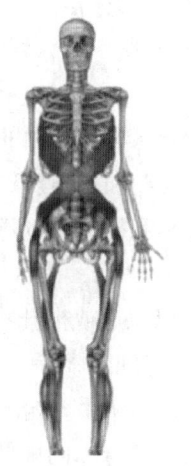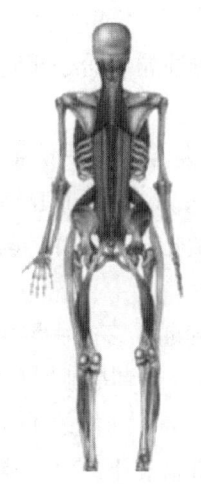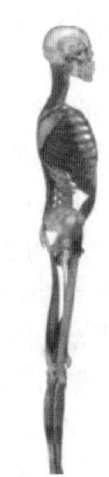

图2-3-14 螺旋链

① 姿势功能：螺旋链的姿势功能是将身体用两个螺旋环绕起来，帮助人体维持所有平面上的平衡。螺旋链连接足弓和骨盆角，并且有效地帮助确定行走时膝关节的运动轨迹。在不平衡时，螺旋链参与引发、代偿和维持身体扭曲、旋转和侧移的过程。根据不同的姿势和动作模式，特别是在走路这种交替运动时，来自承重侧下肢的力量可向上传到同侧身体，或在骶骨跨至对侧身体。

螺旋链中多数的筋膜也参与（前表链、后表链、侧表链）和臂后深链等的活动，这使得螺旋链参与多种功能，当它功能失调时，其他筋膜链最基础的功能也会受到影响。因为大多数人的手、脚和眼都有优势侧和非优势侧，螺旋线的两边极少能够绝对对称，但能在很大范围内达到最合适的功能状态。

② 动作功能：螺旋链的整体功能是引起并调整身体的扭转和旋转，以及在离心和等长收缩时，稳定躯干和下肢以避免旋转崩溃。

（5）手臂链。手臂链（又称手臂线）（图2-3-15）起始于中轴骨，穿过肩部的4个层面，止于手臂的4个象限（前侧拇指区域、前侧手掌区域、后侧手背区域、后侧小指区域）和手的4个"边"（前侧边缘、拇指边缘、后侧边缘、小指侧边缘），除显著的、整齐的对称性外，比起下肢对应的路线，手臂链的纵向连接中有多个肌筋膜路线"交叉"。因为人体肩和手臂的活动具有特殊性（较更稳定的下肢而言），所以这些多角度的自由活动需要更多样化的路线来控制与稳定，同时也需要更多的内部连接。尽管如此，手臂链会沿着手臂前、后侧非常符合逻辑地按深浅排列。手臂链依据它们跨过肩部的位置来命名。

① 姿势功能：在直立姿势下，手臂悬挂于躯干上半部，并非结构性"圆柱体"的一部分。因此，我们将下肢纳入"主链"和"螺旋链"的范畴，而将手臂单独拿出来做介绍。手臂链与我们驾车和操作电脑等日常生活联系密切，因而十分重要。

② 运动功能：手臂链跨越十多个手臂关节，可以拉近或推开物体，拉动、推动或稳定我们的身体，或者是抓握一些东西以仔细观察等。

（6）功能链。功能链（又称功能线）（图2-3-16）从手臂链开始，跨过躯干表面，延伸到对侧骨盆和下肢。其中，一条跨过身体的前侧，另一条跨过身体的后侧。因此，左右两条线跨过躯干呈"X"形。第三条线为同侧功能线，从肩延伸到同侧膝关节内侧。在体育运动或其他活动时，功能链主要借助对抗力量的补充而发挥稳定和平衡功能，或者增加推力。例如，投标枪或投掷棒球时，驱动力经过左下肢和髋部上传至右手给物体一个附加的力量。

① 姿势功能：功能链与站姿关系较小。因其大部分是浅层组织，在日常活动中经常被用到，故其变硬或缩短以维持姿势的机会甚少。然而，除静止的站姿外，功能链对其他姿势确实有良好的稳定功能。在许多瑜伽体势中，或其他需要把上肩带稳定在躯干上的姿势中，功能链向下传递拉力，或向上提供稳定力，以固定上肢的支撑部。还有一种少见的情况，即在踢足球的动作中，功能链能够以类似的方式为下肢提供稳定性及动作平衡。还有一种常见的姿势代偿模式与功能链有关，那就是明显的旋转倾向。它

第三节 人体的力学杠杆和链式反应

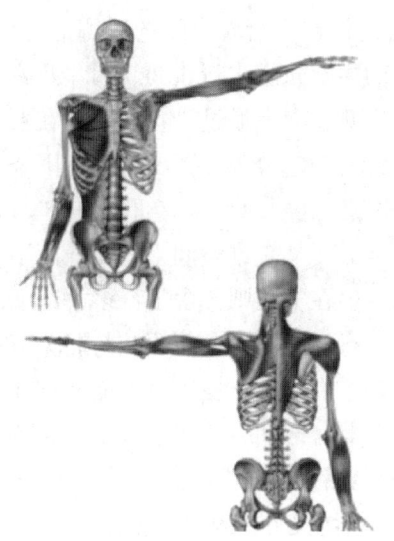

图 2-3-15 手臂链

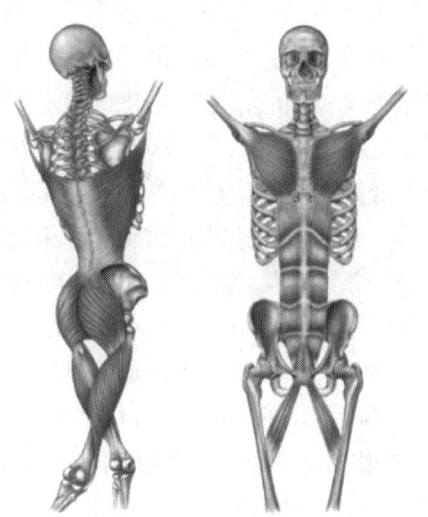

图 2-3-16 功能链

常常与惯用手或特定动作有关,如一侧肩反复向对侧髋拉近的动作。此动作影响到 6 条功能链的张力与协调性,但螺旋链、侧表链及前深链对这一代偿姿势模式起到更显著的限制作用。

② 运动功能:功能链跨越身体与对侧链接,使力臂延长,肢体运动就能获得更多的驱动力及准确度。因此,手臂的重量可以增加下肢踢蹬的动量,骨盆的动作则有助于网球运动员反手击球。这些功能链在运动中有很多应用,最常见而又很关键的例子是步行,在每一步行进中都要调节肩与对侧髋之间的平衡。

功能链呈螺旋形分布,并且总是以螺旋模式起作用。因此,可以将功能链看成螺旋链的补充链,或者如上所述,看成是手臂链在躯干的延续。在实际活动中,拉力线在不断的变化中。

(7)前深链。前深链(又称前深线)(图 2-3-17)是人体肌筋膜的"核心"。在冠状面上,它分布在左右两条体侧链之间;在矢状面上,则如同三明治般地夹在前表链和后表链之间;其外层由螺旋链及功能

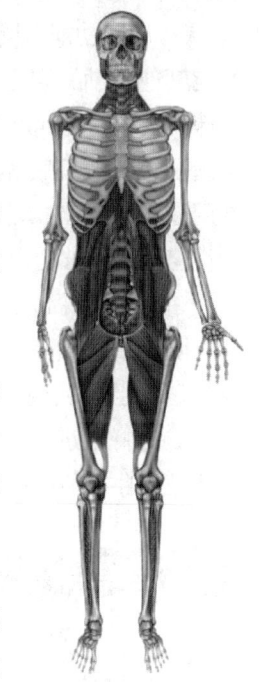

图 2-3-17 前深链

37

链包绕着。前深链从足底出发，始于足底的深层，沿着小腿的后侧上行，从膝后方到达大腿内侧。从这里开始，它的主要轨道走行于髋、骨盆及腰椎前侧；同时，另一条轨道则走行于大腿后侧，向上通过骨盆底部，在腰椎与上一轨道汇合。从腰大肌－横膈交界开始，它分为数条支线向上围绕并经过胸部的脏器，终止于脑颅和面颅的底部。

与前面所述的其他筋膜链相比，前深链需要从三维空间来理解，而不是一条线。虽然前深链的基本结构为筋膜，但在下肢则包含了许多解剖上深层的、更隐蔽的、具有支持功能的肌肉。行经骨盆时，前深链与髋关节有着紧密的联系，将行走节奏与呼吸波动联系在一起。在躯干，前深链介于神经运动的"底盘"和在腹腔中一些古老器官之间，分布于自主神经节的周围。在颈部，它的提升力平衡了前表链与后表链的下拉。

① 姿势功能：提升内在的弧度，稳定包括髋关节在内的下肢各段结构，从前方支撑腰椎，环绕并形成腹腔、盆腔，在呼吸活动中稳定胸腔，平衡脆弱的颈部和沉重的头部。

缺乏前深链的支撑、平衡和适当的张力，将导致身体的整体短缩，进而致使骨盆及脊柱核心的倒塌，同时引起其他筋膜链出现负面的代偿性调节。

② 运动功能：除髋关节内收和横膈的呼吸运动以外，前深链没有直接参与其他运动，但是几乎所有的动作都会受其影响。前深链整体几乎都被其他肌筋膜环绕或覆盖着，这些肌筋膜复制着前深链肌肉的角色。前深链充满了致密的筋膜和更多的慢肌纤维、耐力型肌纤维，这反映出前深链的作用在于核心结构的稳定及身体姿势的细微调节，使更表浅的结构、经线与骨骼系统能够更顺畅、高效地共同运作。

因此，前深链运作不良，不会立刻、明显地出现功能缺失，尤其是对于未受过训练或感觉不敏锐的人。它的功能障碍通常会由外层的肌筋膜经线代偿，但会表现出动作不够自然，并且引起关节及其周围组织的损伤，这会成为将来进一步损伤及退化的基础。所以，许多难以修复的损伤发生前就已经存在前深链的功能缺失，只是这种缺失在损伤发生后才显示出来。

思考与作业

1. 请列举人体肌肉链索及其关键节点。
2. 请阐述人体后表链、前表链、体侧链的位置。

第三章

运动功能评估方法

本章导言

运动功能评估主要是用客观、量化的方法，准确地评定功能障碍的性质、部位、范围和程度，并评估其发展、预后和转归，为制订康复治疗计划打下科学基础。因此，可以说没有评估就没有康复。本章主要介绍静态姿势评估、动态姿势评估、关节活动度评估、肌肉力量评估以及心肺功能评估的方法。

第三章 运动功能评估方法

学习目标

知识目标:

1. 掌握静态姿势、动态姿势、关节活动度、肌肉力量评估的内容与方法。

2. 了解心肺功能的内容,熟悉心肺功能的评估方法。

能力目标:

1. 能够树立无评估不康复的观念。

2. 能够运用康复评估知识和方法对常见的功能障碍进行评估。

素养目标:

1. 具有较强的康复服务意识。

2. 在运动功能评估方面能够掌握并运用最新的评估技术和方法,结合创新思维,准确识别和分析运动功能障碍,并提出科学、有效的干预方案。

第一节 静态姿势评估方法

一、概述

所谓静态姿势评估，是指在特定的人体静态姿势下（如站立姿势），通过直观观察的方式进行主观评价。静态姿势评估虽无法直接找到人体姿势异常的原因，但却有助于标识问题并辅助找到症结，是一种被广泛应用的运动功能障碍评估手段。

掌握静态姿势评估方法，需要了解人体标准解剖学姿势，即身体直立，面向前方，两眼平视正前方，两足并拢，足尖向前，上肢下垂于躯干的两侧，掌心向前。描述人体任何结构时，均应用人体标准解剖学姿势，即使被观察的客体、标本或模型处于不同的位置，或只是身体的局部，仍应依此姿势进行描述。

二、评估方法

（一）直立姿势

检查人体的直立姿势应当是：从背面观看，头颈、脊柱和两足跟在一条垂线上，两耳坠、两肩峰和两髂嵴上缘的高度应当一致；从侧面观看，乳突、肩峰、股骨大转子、腓骨小头和外踝尖各点应在同一条垂线上；脊柱呈正常生理弯曲。若发现不符合上述标准时，说明直立姿势有缺陷（图3-1-1）。通过身体局部形态检查，可以发现导致姿势缺陷的原因。

（二）脊柱形态

身体直立时，从背面观看，脊柱应当是笔直的；从侧面观看，脊柱外形呈现四个弯曲，称为脊柱的生理弯曲，即颈椎前曲、胸椎后凸、腰椎前曲、骶椎后凸。如果从背面看脊柱不是笔直的，或者从侧面看颈段、腰段弯曲过深、过浅都属于异常。脊柱若有异常弯曲必然影响直立姿势（图3-1-2）。

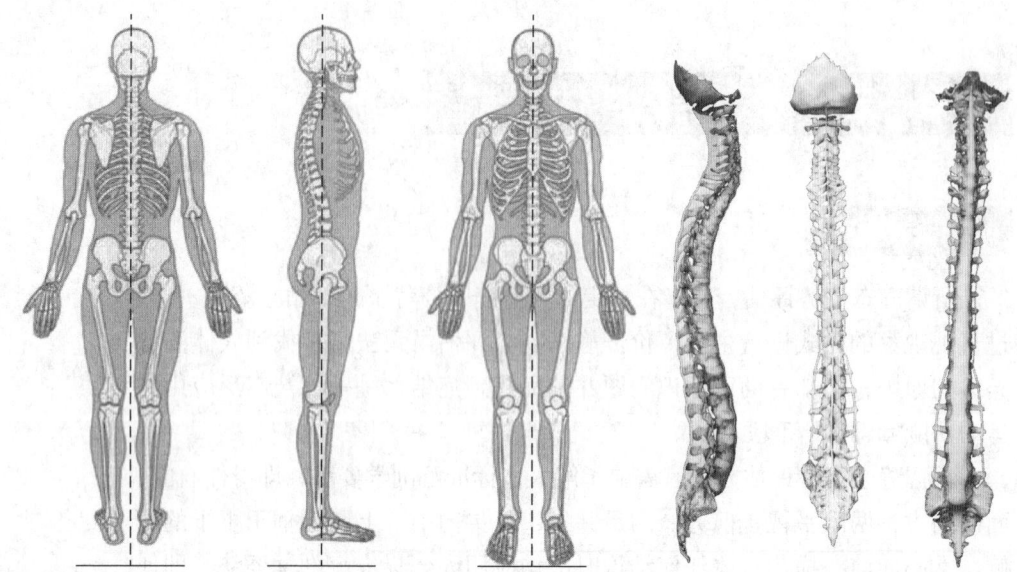

图 3-1-1 直立姿势　　　　　图 3-1-2 脊柱形态

(三) 腿型

检查腿型的方法为：令被检查者两腿自然并拢，直立。用特制的内径卡尺测量两腿之间或两足之间的距离。

两腿并拢立正姿势站立时，根据两足跟或两膝之间的距离，可将腿型分为三种类型（图 3-1-3）。

（1）正常腿型。站立时，两足跟和两膝均能靠拢。

（2）O 型腿。两足跟并拢时，两膝不能并拢（即两膝均为内翻膝）且距离超过 1.5 厘米。

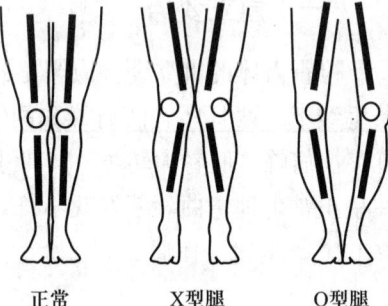

正常　　X型腿　　O型腿

图 3-1-3 腿型示意图

（3）X 型腿。两膝并拢时，两脚跟不能靠拢（即两膝均为外翻膝）且相距超过 1.5 厘米。

腿型的形成与幼年时期骨骼生长发育关系密切。长期过多的不良姿势和动作也会影响腿的形态。腿的形态不正常容易引起运动损伤。

第二节 动态姿势评估方法

一、概述

动态姿势评估即检查一些功能性的动作,通过发现做动作时出现的疼痛、错误或不对称等情况,评估被检查者存在的具体运动功能障碍及功能障碍发生的原因。现在最流行的动态姿势评估的方法就是功能动作系统,功能动作系统是功能训练的评估系统,包括功能动作筛查、选择性功能评估和下肢稳定性功能测试。此外,动态姿势评估还有星形偏移测试、单次跳跃测试、3次连续跳跃测试、跳深筛查测试、着陆异常筛查系统和抱膝跳等,这些统称为临床运动筛查测试。

二、评估方法

(一) 步态评估

步态是步行的行为特征,步行是人类区别于其他动物的关键特征之一。正常步行并不需要思考,然而步行的机制十分复杂,包括中枢命令,身体平衡和协调控制,涉及足、踝、膝、髋、躯干、颈、肩、臂的肌肉和关节协同运动,任何环节的失调都可能影响步态,而某些异常也有可能被代偿或掩盖。步态评估旨在通过生物力学和运动学手段,揭示步态异常的关键环节和影响因素,从而协助康复评估和治疗,也有助于协助临床诊断、疗效评估、机理研究等。计算机技术的发展促进了步态数据处理和分析的发展,极大地推动了步态分析的发展和临床应用(图3-2-1)。

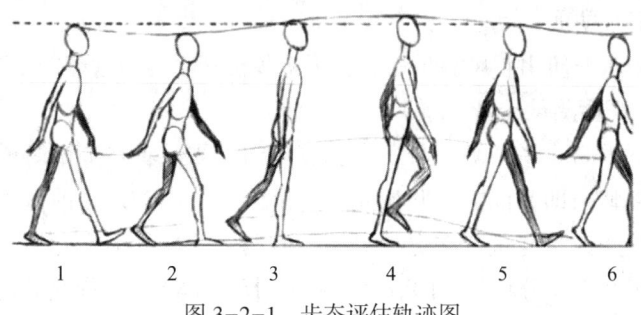

图 3-2-1 步态评估轨迹图

（二）星形偏移平衡测试和 Y- 平衡测试

星形偏移平衡测试（SEBT）和 Y- 平衡测试（YBT）都是用于评估动态平衡能力的测试。星形偏移平衡测试主要评估单脚支撑状态下身体 8 个方向的运动能力。而 Y- 平衡测试是在星形偏移平衡测试的基础上发展而来的，该测试在星形偏移平衡测试的 8 个方向基础上，修改为前、后中、后外 3 个方向，并加入上肢测试。Y- 平衡测试不仅可以评估在各个方向上的力量、稳定性和平衡能力，还能揭示肌肉骨骼系统的对称性和受限程度。

1. 星形偏移平衡测试

首先准备 4 条 183~244 厘米长的胶带，之后将胶带贴成星形图案。开始测试时，受试者一腿站在星形的中间。另一条腿尽可能向不同的方向触地。在每一次向不同的方向触地后，收腿。如果受试者在完成动作时不能保持平衡或触地脚支撑地面，则重新测试该动作。运动员每条腿共需要完成 8 个方向的触地动作。移动脚在 8 个方向上达到的最远距离的平均值是评估动态平衡功能的一个重要参数。移动脚达到的移动距离越远，意味着具有更好的动态平衡功能。

2. Y- 平衡测试（身体上）

身体上 1/4 Y- 平衡测试分三个测试方向，受试者在测试时成俯撑姿势，头部的朝向即为前方，并据此将三个测试方向确定为中侧、下侧和上外侧。该测试是受试者在保持对侧上肢单侧负重的情况下，对另一侧上肢触够能力的相对定量分析。在进行身体上 1/4 Y- 平衡测试之前，首先要测量上肢长度。

测量上肢长度的具体方法为：

（1）受试者直立站姿，两脚并拢，将右臂在矢状面内抬高至 90°，五指并拢，掌心朝前。

（2）测试者使用卷尺测量受试者第 7 颈椎到手指最远端的距离。

3. Y- 平衡测试（身体下）

身体下 1/4Y- 平衡测试分三个测试方向，受试者在测试时成单腿站立姿势，脚尖朝向即为前方，并据此将三个测试方向确定为前侧、后中侧和后内侧，该测试是受试者在保持单侧下肢站立的情况下，对另一侧下肢触够能力的相对定量分析。同时，在进行身体下 1/4 Y- 平衡测试之前，首先要测量下肢长度。

测量下肢长度的具体方法为：

（1）受试者仰卧于坚硬平面上，两脚与肩同宽，脚尖朝上。

（2）测试者使用卷尺测量受试者髂前上棘到同侧脚内踝中点的距离。

（三）跳落测试

跳落测试（DJST）是从临床角度评估着陆模式的方法，用来评估跳跃及正确着陆的能力。跳落测试通常被用作对足球、篮球、排球等需要跳跃、跑步、加速和急停动作高水平运动员的评估，可预防运动中的膝关节损伤，特别是非接触性前交叉韧带的损伤，或伤后康复后期进行的测试。DJST 既可以用于临床上评估着陆再纵跳时有无功能障碍或异常动作如膝盖外翻，两脚间距离及脚尖朝向，髋膝踝是否在一条直线上等，也可以作为有效的训练工具。物理治疗师可对受试者的跳跃和着陆动作提出具体的建议，有助于强化正确的跳跃和着陆方式。

第三节 关节活动度评估方法

一、概述

（一）基本概念

关节活动度（ROM）是指关节运动时所通过的运动弧或转动的角度。关节活动度的评估是指对关节运动时所通过的运动弧或转动角度的评定，主要是针对主动关节活动度的评定，是康复评定的主要内容之一。

（二）评估目的

关节活动度评估是康复医学中常见的诊断和康复手段，其主要目的是对患者的关节功能进行全面的了解和评估。以下是关节活动度评估的具体目的：

1. 诊断关节疾病

通过对关节活动度的评估，可以判断是否存在关节炎症、退行性改变或其他类型的关节疾病。通过对关节活动度的测量和观察，可以初步判断关节是否存在异常。

2. 评估关节损伤程度

对于因外伤导致的关节损伤，评估关节活动度可以判断损伤的严重程度，并有助于制订相应的治疗方案。例如，在评估韧带损伤或骨折治疗后，可以判断恢复的进度和治疗效果。

3. 制订康复计划

通过对关节活动度的评估，可以为患者制订个性化的康复计划。例如，对于长期卧床或手术后需要恢复的患者，可以根据评估结果制订一系列的康复训练动作，帮助患者逐步恢复关节功能。

4. 监测康复进展

在康复过程中，定期的关节活动度评估可以监测患者的恢复情况，了解康复训练的效果。通过对比不同时间点的评估结果，可以判断患者的恢复速度和进展，并据此调整康复计划。

5. 预防关节并发症

对于某些长期卧床或行动不便的患者，如不进行适当的关节活动，可能导致关节僵硬和肌肉萎缩。通过早期的关节活动度评估，可以采取措施预防这些并发症的发生，如制订被动运动方案或使用矫形器等。

6. 评估手术效果

对于需要进行手术治疗的患者，手术后的关节活动度评估可以判断手术的效果。例如，膝关节置换术后的患者，可以通过评估关节活动度来了解手术是否成功，以及患者是否能够恢复正常的活动能力。

7. 指导治疗措施

根据关节活动度的评估结果，可以调整或优化治疗方案。例如，如果发现患者的关节活动度受限是由于肌肉紧张引起的，可以建议患者进行物理治疗或按摩放松肌肉的方法来改善关节活动度。

关节活动度的评估在康复医学中具有重要的意义。它不仅有助于疾病的诊断和康复计划的制订，还能监测患者的恢复进度并预防并发症的发生。因此，医生和治疗师应该重视关节活动度的评估，并根据评估结果为患者提供最佳的治疗方案。

(三)评估工具

1. 关节角度尺

见第一章图 1-3-1。

2. 多功能关节活动测量表

多功能关节活动测量表为圆形,其刻度自 0 点向左右各 180°,0~180° 连线平行。中心指针由于重心在下,始终指向下方,表盘可自由旋转,以便调至 0 点,为适应人体多种活动部位活动度的测量,表盘后方附有长短束带、手柄及插件,基本可以满足人体可动部位活动度的测量。在测量某一关节活动度时,应使受试者的关节运动轴线处于水平位置,将表固定在被测关节的活动肢体上,表平面与关节运动轴线垂直。在被测关节活动前的状态下旋转表盘调至 0 点,嘱受试者的被测关节可动部位绕水平轴转动到尽可能的位置,然后读数。固定住受试者的被测关节应相对固定的部位,防止代偿运动。此时表盘刻度将随着肢体的转动与指针产生转动偏移,此偏移的度数即为被测关节的活动角度值(图 3-3-1)。

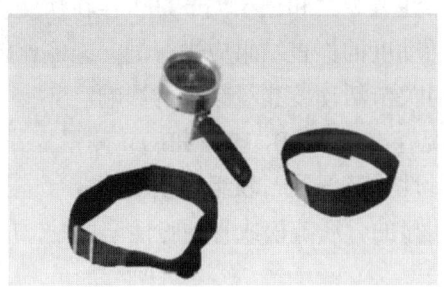

图 3-3-1 多功能关节活动测量表

二、评估方法

(一)评估步骤

(1)向受试者解释测量目的与方法,取得合作。

(2)充分暴露被检查部位。

(3)确定测量正确体位。

(4)固定构成关节的近端部分,要求受试者受累关节进行各种主动运动。治疗师应首先示范该关节应如何运动。

（5）主动关节活动度测量（AROM）。受试者能够主动完成关节活动的情况下，通过其自身的力量和动作来完成关节活动度的测量。

（6）被动关节活动度测量（PROM）。在受试者主动关节活动能力受限或无法自主活动的情况下，通过治疗师或医生的手法操作来测量关节的活动范围。

（二）评估原则及注意事项

（1）测量时，受试者须保持正确体位并给予其有效的固定。根据测量部位选择适当的关节角度测量尺。

（2）首次和再次测量的时间、地点、测量者及所用测量工具应保持一致。

（3）被动运动关节时，手法要柔和，速度缓慢均匀。读取量角器刻度盘上的刻度时，刻度应与视线同高。

（4）对活动受限的关节，AROM 与 PROM 均应测量并在记录中注明。

（5）测量的同时注意观察和记录关节是否存在病变。

（6）肢体关节活动度的检查结果应进行健、患侧比较。

（7）注意药物对关节活动度测量结果的影响。

（8）有某些情况存在时，AROM 和 PROM 测量操作应特别谨慎，如炎症或感染、血肿、骨性关节僵硬、软组织损伤等。

（9）当患者有明显的骨质疏松或骨的脆性增加时，应避免 PROM 测量。

第四节 肌肉力量评估方法

一、概述

肌肉力量是指肌肉产生力量的能力，即在特定动作下肌肉能够克服阻力的能力。肌肉力量是机体运动能力的重要组成部分，也是进行各种体育活动和劳动的基础，对于保持健康、增强体能及提高运动表现都具有重要意义。

肌肉力量主要包括最大肌肉力量、相对肌肉力量、爆发力、肌耐力几类。

二、评估方法

1. 肌肉最大力量评估

通过测量个体在最大用力时可以推动或拉动的重量来评估肌肉的最大力量。常见的测试包括使用杠铃进行深蹲或卧推。这种方法可以帮助了解个体肌肉的最大潜能。主要测试方法为 1RM 测试。1RM 即个体在一次动作中能够负荷的最大重量。通过使用 1RM 的测量方法，可以确定个体在特定重量下的最大力量输出，进而评估受试者的力量和体能水平。

1 RM 测试对所涉及的肌肉、软组织及关节都有极大刺激，因而要求受试者的训练状态良好，并具有抗阻训练经验，该测试仅适用于具有抗阻训练经验、练习技术良好的运动员。对于没有抗阻训练经验的普通锻炼者，可通过测量 16 RM 或者更高次数重复最大力量，结合 Hotlen 图表（图 3-4-1，表 3-4-1）估算出 1 RM。

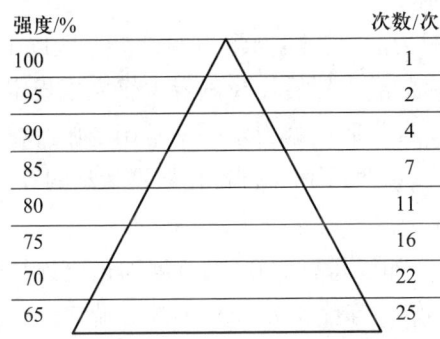

图 3-4-1　Hotlen 图表

▶ 表 3-4-1　不同运动目标、人群和强度关系

运动目标	练习人群	强度	每组重复次数	组数
肌耐力	初学或中等水平	≥15RM	≥15次	多组数
	高水平	≥10RM	10~25次	多组数
肌肉力量	初学或中等水平	60%~70%1RM	8~12次	
	高水平	80%~100%1RM		
肌肉围度	初学或中等水平	70%~85%1RM	8~12次	1~3组
	高水平	70%~100%1RM	8~12次	1~3组

续表

运动目标	练习人群	强度	每组重复次数	组数
爆发力	初学或中等水平	上肢：30%~60%1RM	3~6次	1~3组
	高水平	下肢：30%~60%1RM	3~6次	1~3组

2. 肌肉耐力测试

肌肉耐力反映的是以一定负荷或速度，肌肉工作能重复的次数或所能坚持时间的工作能力。肌肉耐力的检测与评价一般包括等长肌肉耐力、等张肌肉耐力和等速肌肉耐力。

（1）等长肌肉耐力。等长收缩是肌肉静力性工作的基础，在人体运动中对运动环节固定、支持和保持身体某种姿势起重要作用。等长肌肉耐力检测一般是以一定负荷所能坚持的时间长短来进行，如悬垂、倒立、平衡等各种姿势的保持时间。

（2）等张肌肉耐力。等张肌肉耐力的检测一般以1RM负荷重量的百分比（通常70%）为标准，然后让受试者重复完成规定动作的练习，记录练习次数，用以表示等张肌肉耐力水平。常用的俯卧撑、仰卧起坐、单杠引体向上等练习次数，也可了解不同部位肌群活动的等张肌肉耐力水平。

（3）等速肌肉耐力。

① 耐力比测定：如以每秒180°关节运动角度连续做最大收缩25次，计其末5次（或10次）与首5次（或10次）做功量之比，称为耐力比测定。

② 50%衰减实验：以每秒180°或240°的关节运动速度连续做最大收缩，直到有2~5次不能达到最初5次运动平均峰力矩的50%时为止，以完成的运动次数作为肌肉耐力评价的参数。

3. 爆发力评估

通过测量个体在短时间内产生最大力量的能力来评估爆发力。常见的测试包括立定跳远和纵跳测试。这种方法可以帮助了解个体在爆发运动中的表现。

4. 动态力量评估

通过测量个体在动态动作中表现出的力量来评估动态力量。常见的测试包括跑步或跳跃时的速度和高度。这种方法可以帮助了解个体在动态运动中力量的表现。

5. 静态力量评估

通过测量个体在静止状态下表现出的力量来评估静态力量。常见的测试包括等长力量测试，如在特定姿势下保持一段时间。这种方法可以帮助了解个体在静止状态下的力量表现。

6. 等速肌力测试

通过使用等速肌力测试仪，使关节在恒定的角速度下进行屈伸运动，并测量所施加的力和运动的角速度。这种方法可以提供关于肌肉力量、肌肉耐力和爆发力的详细信息，并用于评估肌肉功能和损伤恢复。

以上方法可以单独使用，也可以结合使用，以全面了解个体的肌肉力量状况。在选择合适的评估方法时，应考虑个体的情况和需求，如年龄、性别、健康状况、运动目的等。同时，进行力量训练时应遵循渐进性原则，逐渐增加负荷和难度，以避免过度训练和运动损伤。建议在专业教练或医生的指导下进行肌肉力量评估和训练计划的制订，以确保安全性和有效性。

第五节 心肺功能评估方法

一、概述

心肺功能是人体心脏泵血及肺部吸入氧的能力，而两者的能力又直接影响全身器官及肌肉的活动，故此十分重要。心肺功能良好，同时可反映身体主要机能都在健康运作，从而可推断出患慢性病如心血管病、内分泌系统疾病、呼吸系统疾病的概率较低。

二、常用心血管功能评估方法

1. 心脏功能分级及治疗分级

（1）心脏功能分级。

Ⅰ级：患有心脏疾病，其体力活动不受限制，进行一般体力活动时，不引起疲劳、心悸、呼吸困难或心绞痛。

Ⅱ级：患有心脏疾病，其体力活动稍微受限，休息时感到舒适，进行一般体力活动时，可引起疲劳、心悸、呼吸困难或心绞痛。

Ⅲ级：患有心脏病，其体力活动大受限制，休息时感到舒适，进行较一般体力活动为轻时，即可引起疲劳、心悸、呼吸困难或心绞痛。

Ⅳ级：患有心脏疾病，不能从事任何体力活动，在休息时也有心功能不全或心绞痛症状，任何体力活动均可使症状加重。

（2）治疗分级。

Ⅰ级：患有心脏疾病，其体力活动不应受任何限制。

Ⅱ级：患有心脏疾病，其一般体力活动不应受任何限制，但应避免重度或竞赛性用力，较为费力的活动应予以终止。

Ⅲ级：其一般体力活动应严格受到限制。

Ⅳ级：必须完全休息，限于卧床或坐椅子。

2. **心率测量与评价**

心率是指心脏每分钟跳动的次数，正常成年人心率是60~100次/分，大多数是60~80次/分，超过100次/分属于心动过速，小于60次/分属于心动过缓。心率的测量，第一种方式是自测心率，第二种方式是通过仪器检测心率。自测心率，要求受试者安静休息5~10分钟后，用手指触摸颈动脉或桡动脉的跳动次数，用脉率来代替心率，大多数情况下，脉率的跳动和心率是一致的。如果有心房颤动，心率可以超过脉率。一般计算一分钟的脉率跳动次数即代表心率（图3-5-1）。还可通过仪器，如心电图、电子血压计、动态心电图等设备监测心率。

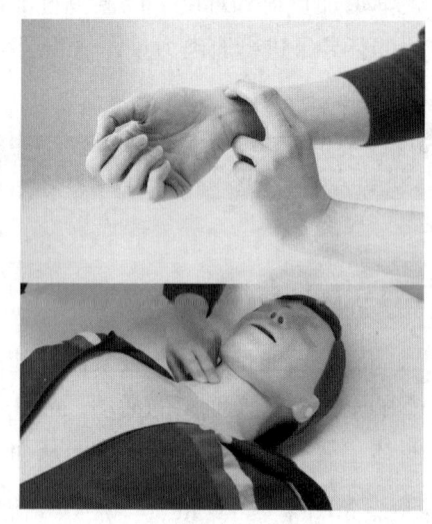

图3-5-1　常用脉率测量位置图示

经常参加体育锻炼，可使脉搏低于正常跳动的次数。

3. **血压测量与评价**

（1）血压。血液在血管内流动时，对血管壁产生的侧压力。

（2）影响血压的因素。心每搏量、心率、外周阻力、大血管弹性。

（3）血压的测量仪器。详见图3-5-2，图3-5-3。

（4）中国人平均正常血压参考值。详见表3-5-1。

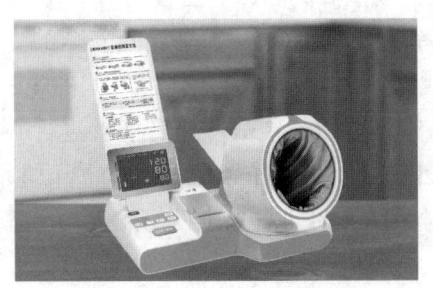
图 3-5-2　电子血压测量仪

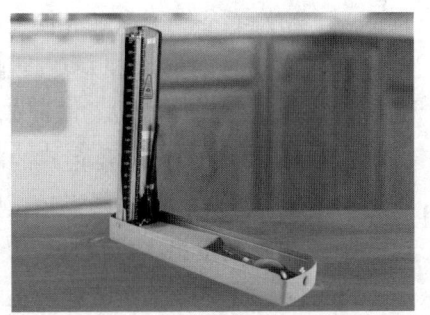
图 3-5-3　水银血压测量仪

▶ 表 3-5-1　中国人平均正常血压参考值

单位：毫米汞柱

年龄	收缩压		舒张压	
	男	女	男	女
16~20 岁	115	73	110	70
21~25 岁	115	73	110	71
26~30 岁	115	75	112	73
31~35 岁	117	76	114	74
36~40 岁	120	80	116	77
41~45 岁	124	81	122	78
46~50 岁	128	82	128	79
51~55 岁	134	84	134	80
56~60 岁	137	84	139	82
61~65 岁	148	86	145	83

4. 心电图运动试验

心电图运动试验，是通过一定量的运动增加心脏负荷，观察心电图变化，对已知或怀疑患有心血管疾病，尤其是冠状动脉粥样硬化性心脏病（冠心病）进行临床评估的方法。与冠状动脉造影相比，虽然该试验有一定比例的假阳性与假阴性，但由于其简便实用、费用低廉、无创伤、符合生理情况、相对安全，因而被公认为是一项重要的临床心血管疾病检查手段。该运动试验引发心肌梗死和死亡概率为0%~0.005%，是比较安全的。运动中或运动后需要住院、心肌梗死或猝死的危险分别为≤0.2%、0.04%和0.01%。尽管如此，仍需要正确的临床评估以确定哪些患者能够进行心电图运动试验。此外，心电图运动试验应在训练有素的内科医生监护下进行，试验中需严密观察患者的反应，及时预防和阻止意外事件的发生。一旦发生不良反应，应立即终止试验。

三、常用肺功能评估方法

1. 肺活量测量与评价

肺活量是指在最大吸气后尽力呼气的气量，包括潮气量、补吸气量和补呼气量三部分。潮气量是指一次呼吸周期中肺吸入或呼出的气量，在潮气量之外再吸入的最大气量为补吸气量，在潮气量之外再呼出的最大气量为补呼气量，最大呼气后残留在肺内的气量为余气量或残气量。残气量存在较大的个体差异，受年龄、性别、身材、呼吸肌强弱及肺和胸廓弹性等因素的影响。一般来说，身体越强壮。肺活量越大，研究表明，肺活量与最大吸氧量存在很高的相关性。常用作评价身体素质的指标。我们常用肺活量测试仪测量肺活量（图3-5-4），测量后可参考中国人平均正常肺活量统计表进行评估（表3-5-2）。

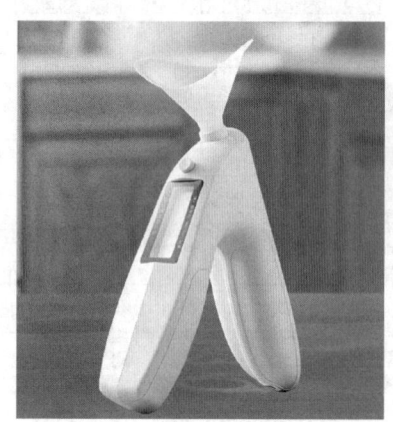

图3-5-4　便携式肺活量测试仪

▶ 表3-5-2　中国人平均正常肺活量统计表

单位：毫升

年龄	性别	1分	2分	3分	4分	5分
20~24岁	男	2 369~2 847	2 848~3 464	3 465~3 984	3 985~4 634	>4 634
20~24岁	女	1 423~1 873	1 874~2 354	2 355~2 779	2 780~3 259	>3 259
25~29岁	男	2 326~2 849	2 850~3 459	3 460~3 969	3 970~4 624	>4 624

续表

年龄	性别	1分	2分	3分	4分	5分
25~29岁	女	1 396~1 834	1 835~2 364	2 365~2 769	2 770~3 244	>3 244
30~34岁	男	2 240~2 749	2 750~3 344	3 345~3 874	3 875~4 544	>4 544
30~34岁	女	1 320~1 781	1 782~2 339	2 340~2 759	2 760~3 242	>3 242
35~39岁	男	2 135~2 619	2 620~3 209	3 210~3 739	3 740~4 349	>4 349
35~39岁	女	1 295~1 734	1 735~2 249	2 250~2 674	2 675~3 159	>3 159

2. 最大摄氧量测量与评价

最大摄氧量是指个体在运动时能够摄取的最大氧量，是评估心肺功能和有氧运动能力的重要指标。摄氧量受个体遗传、生理状态、运动训练等多种因素的影响。

（1）测量方法。最大摄氧量的测量通常采用直接测量法，即在实验室中进行高强度的运动测试，利用专业的设备对个体在运动过程中的氧摄入量进行测量。常见的测量方法包括：

① 逐级递增负荷测试：在测试过程中，逐渐增加运动负荷，同时测量个体的氧摄入量和心率等生理指标，直到个体达到力竭状态。

② 跑台测试：在实验室的跑台上进行逐级递增负荷的跑步测试，通过测量个体的氧摄入量和跑步速度等指标，评估其最大摄氧量。

③ 功率自行车测试：使用功率自行车的测试方法，逐级增加负荷并测量个体的氧摄入量等生理指标，直到达到力竭状态。

（2）评价指标。最大摄氧量的评价指标包括：

① 最大摄氧量绝对值（毫升/千克/分）：个体在达到力竭状态时的氧摄入量。

② 最大摄氧量相对值（毫升/千克/分）：将最大摄氧量与个体的体重相结合，以单位体重的摄氧量来评估有氧运动能力。

③ 跑步或骑行时达到的最大摄氧量：通过在跑台或功率自行车上逐级递增负荷的测试，测量个体在跑步或骑行时的最大摄氧量。

思考与作业

1. 常用的运动功能评估方法有哪些?
2. 关节活动度的评定目的是什么?
3. 什么是1RM?
4. 简述心脏功能分级和治疗分级。

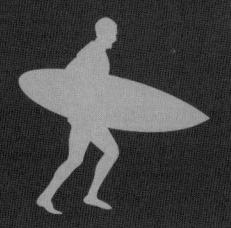

第四章

运动康复技术

本章导言

　　随着人们对于健康和运动的重视程度不断提高，运动康复技术正变得越来越重要。无论是职业运动员还是健身爱好者，都可能面临因运动损伤或慢性病导致的运动能力下降问题。运动康复技术不仅能够帮助他们恢复到受伤前的状态，还能提升他们的整体健康水平。本章主要介绍关节松动术、筋膜松解技术、肌肉拉伸技术、肌肉力量训练、平衡功能训练和本体感神经肌肉易化法。

第四章　运动康复技术

学习目标

知识目标：

1. 熟悉各运动康复技术的定义、目的、技术分类、应用范围、禁忌证以及工作原则。

2. 掌握关节松动术、筋膜松解技术、肌肉拉伸技术、肌肉力量训练、平衡功能训练、本体感神经肌肉易化法的治疗方法。

能力目标：

1. 能够根据康复评估结果选择恰当的运动康复治疗技术。

2. 能够运用运动康复技术的知识和方法对常见的功能障碍进行康复治疗。

素养目标：

1. 具有较强的康复服务意识。

2. 树立正确的运动康复观念。

第一节 关节松动术

一、概述

关节松动术是治疗关节功能障碍，如僵硬、可逆的关节活动范围受限、关节疼痛的一种康复治疗技术。关节松动术是一种实用、有效的手法操作技术。关节松动术发展较快，临床应用较广，已经形成了独立的体系。此技术是治疗师利用较大的振幅、低速度的手法在关节的可动范围内完成的一种针对性很强的手法操作，属于被动运动。常选择关节的生理运动和附属运动作为治疗手段，以达到维持和改善关节活动范围、缓解疼痛的目的。关节松动术主要包括两种类型的运动：① 被动振动运动，即在关节运动范围内的任何位置，每分钟进行 2~3 次的小幅度或大幅度的振动；② 持续牵拉，即在关节活动范围终末端，进行轻微幅度的振动及牵拉。

关节运动的基本概念

（一）关节松动术的分类

关节松动术作为康复治疗中的重要手段，对于改善关节功能、缓解疼痛具有显著效果。关节松动术是一种被动运动，大致分为两类，即松动术（mobilization）和徒手操作术（manipulation）。

1. 松动术

松动术是一种由治疗师实施的被动运动技术，可以是快速振动动作，也可以是持续牵张。目的是减少关节疼痛或增加关节活动度。其运动方式为被动的生理性运动（physiologic movements），或被动的附属运动（accessory movements）。

（1）生理性运动。生理性运动是关节在自身生理活动允许的范围内发生的运动，是患者能够主动完成的动作，如肩关节的前屈、后伸、外展、内收、内旋、外旋。

（2）附属运动。附属运动是正常关节活动范围内具有的关节内或关节周围组织的动作，但是患者无法主动完成，只能被动完成。如肩关节屈曲至一定程度后，再主动屈曲已不可能，此时再做被动屈曲，可产生肩胛骨和锁骨向上旋转。又如关节面的牵张、挤压、滑移、转动和旋转。这些动作是关节在生理范围之外、解剖范围之内完成的一种被动运动，是关节发挥正常功能不可缺少的运动，通常自己不能主动完成，要由他人或健侧肢体帮助完成。

2. **徒手操作术（manipulation）**

徒手操作术包括两种操作。

（1）推进。推进是一种突然的、高速的小幅度动作，患者无法阻止动作的进行。

（2）徒手操作。徒手操作是患者在麻醉状态或清醒状态下，通过牵拉关节、撕裂粘连带，从而恢复全范围的关节活动度，是一种医疗程序。这种操作是一种平稳的，有控制的牵拉。

（二）关节松动术的作用

关节松动术不能改变疾病本身的发展，如类风湿性关节炎，或受伤后的炎症期。但在这些疾病的情况下，采用关节松动术可减轻疼痛，维持在可用的关节内活动并减少因活动限制所造成的不良结果。

（1）恢复关节内结构的正常位置或无痛性位置，从而恢复无痛、全范围的关节运动。

（2）关节固定时间过长，会导致关节软骨萎缩，关节松动术可使滑膜液流动而刺激生物活动，提供并改善软骨的营养。

（3）关节固定后，关节内纤维组织增生，关节内粘连，韧带及关节囊挛缩，关节松动术可维持关节及其周围组织的延展性和韧性。

（4）关节受伤或退化后本体感觉反馈将减弱，从而影响到机体的平衡反应。关节松动术可为中枢神经系统提供有关姿势动作的感觉信息，例如，静态姿势及活动速度的感觉传入；运动速度改变的感觉传入；运动方向感觉的传入；肌肉张力调节的感觉传入和伤害性刺激的感觉传入等。

（三）关节松动术的适应证及禁忌证

（1）适应证。任何因力学因素（非神经性）引起的关节功能障碍，包括关节疼痛、肌肉紧张或痉挛、可逆性关节活动降低、进行性关节活动受限、功能性关节制动等。

对进行性关节活动受限和功能性关节制动，关节松动术的作用主要是维持现有的活动范围，延缓病情发展，预防因不活动引起的并发症。最适用的症状是关节附属运动丧失继发形成的关节囊、韧带紧缩或粘连。

（2）禁忌证。关节活动已经过度；外伤或疾病引起的关节肿胀、渗出；关节的炎症；未愈合的骨折；恶性疾病等。

（四）关节松动术的等级和剂量

关节松动术的等级和剂量有两种分级系统，即分级振动技术和持续转移性关节内活动技术。

1. 分级振动技术

分级振动技术共分为 5 级：第 1 级，在关节活动起始处做低幅、有节奏的振动；第 2 级，在关节活动范围内，尚未达到极限时，做大幅度、有节奏的振动；第 3 级，在运动范围极限处抵抗组织的阻力，做大幅度、有节奏的振动；第 4 级，在运动范围极限处，抵抗组织的阻力做小幅度、有节奏的振动；第 5 级，在运动范围极限处以小幅度、快速的推进技术打断粘连组织，这是一种高难度技术。

第 1、2 级技术主要用于因疼痛所致的关节活动受限；第 3、4 级技术主要是牵张技术。所采用的振动技术可以是关节生理性运动或关节内活动技术，如关节面的牵张、滑移、挤压、转动及旋转。

2. 持续转移性关节内活动技术

持续转移性关节内活动技术（图 4-1-1）共分为 3 级：第 1 级，对关节囊未受压处做小幅度关节牵张；第 2 级，采用适度的关节牵张或滑动使关节周围的组织变紧；第 3 级，采用大幅度、较大力度的关节牵张或滑动，牵张关节囊及关节周围组织，牵张可用的关节内活动组织阻力解剖极限。

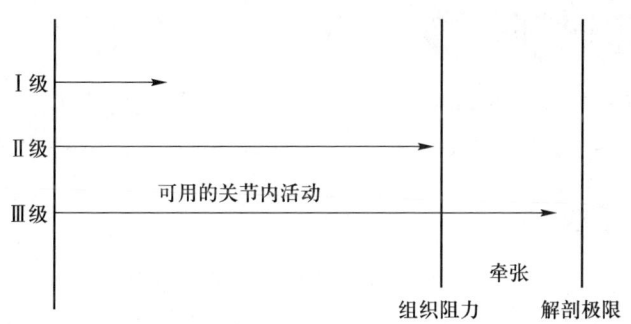

图 4-1-1 持续转移性关节内活动技术

第 1 级剂量主要用于缓解关节疼痛，可用于关节各方向的滑动；第 2 级剂量主要用于治疗开始阶段评定关节对治疗的反应情况。一旦获得关节对治疗的敏感度，就应当以此为基础，酌情决定治疗剂量。另外，间歇性轻柔的第 2 级技术可以抑制疼痛，在不允许做关节活动的情况下，第 2 级的滑动可维持关节内活动；第 3 级剂量用于牵张（分离）或滑动关节以增加关节内活动。

3. 两种分级系统的比较

无论使用何种分级系统，第 1、2 级剂量都为低强度，不会对关节囊或其周围组织造成牵张（分离）的力量。第 3、4 级的振动技术都是在关节运动范围的极限处给予牵张力量，差别在于牵张力量重复的节奏或速度。第 1、2 级的振动技术或是慢速间歇性的第 1、2 级持续关节牵张技术，主要用于疼痛的处理。重复持续牵张技术主要是处理关节内活动丧失（即附属运动丧失，包括关节面的牵张、滑移、挤压、转动及旋转）导致的关节功能性运动范围减小。牵张力量持续时间越长，结缔组织产生的变形越大。分级振动的运动剂量仅代表分级振动技术中所用的剂量。持续分级的运动剂量仅代表持续转移性关节内活动技巧中所用的剂量。

（五）注意事项

在关节功能障碍的治疗中，关节松动术是整个治疗方案中的一部分。如果存在肌肉或结缔组织的因素，则在治疗过程中，应将关节松动术、抑制和被动牵张技术交替使用。治疗内容包括适度的关节活动度、肌力及功能性技巧训练等。

二、脊柱松动技术

脊柱松动技术（spinal mobilization techniques）包括颈椎、胸椎、腰椎、骨盆、腰髋关节的松动技术。

（一）颈椎

颈椎（cervical spine）的生理运动包括前屈、后伸、侧屈、旋转等。附属运动包括分离牵引、棘突垂直和侧方滑动、横突垂直滑动、椎间关节垂直松动等。

1. **分离牵引**

作用：缓解疼痛，松动颈椎。

患者体位：仰卧位，头部伸出治疗床外。

治疗师体位：在床头，右手托住患者枕骨后，拇指置于右侧耳后，其余四指在左侧耳后；左手放在患者下颌下方，前臂掌侧放在患者左侧面部。

松动手法：双手固定，借助身体后倾作用力，将头部向后牵拉。上段颈椎病变在颈部中立位时牵引；中下段颈椎病变在头前屈 10°～15° 位置牵引（图 4-1-2）。

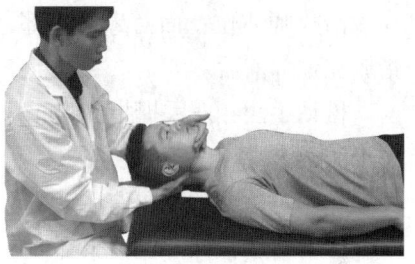

图 4-1-2 颈椎分离牵引

颈椎分离牵引

2. **棘突垂直滑动**

作用：增大颈椎屈伸活动范围。

患者体位：俯卧位，双手交叉，掌心托住前额，下颌稍内收。

治疗师体位：面对患者头部。双手拇指并置于同一颈椎椎体的棘突上，其余四指放在颈部两侧。

松动手法：双手固定，双上肢伸直用力将棘突向腹侧垂直推动。

3. **棘突侧方滑动**

作用：增大颈椎侧屈活动范围。

患者体位：同棘突垂直滑动的体位。

治疗师体位：面对患者患侧，双手拇指并置放在相邻的棘突一侧，拇指尖相对，其余四指分别放在枕后或项背部。

松动手法：一只手固定，另一只手借助上肢的作用力，将棘突向对侧推动。

4. **横突垂直滑动**

作用：增大颈椎旋转活动度。

患者体位：同棘突垂直滑动的体位。

治疗师体位：面对患者头部，双手拇指放在同一颈椎椎体的一侧横突上，拇指指背相接触。

松动手法：内侧手拇指固定，外侧手借助上肢力量将横突垂直向腹侧推动。

5. 椎间关节垂直松动

作用：增大颈椎侧屈和旋转活动度。

患者体位：俯卧位，双手指交叉，掌心托住前额，头部向患侧旋转约30°。

治疗师体位：面对患者头部，双手拇指放在横突与棘突之间，其余四指放在颈部前后。

松动手法：双手拇指固定，双上肢用力，同时向腹侧推动。

6. 颈椎屈伸摆动

作用：增大颈椎屈伸活动度。

患者体位：仰卧位，头部伸出治疗床外。

治疗师体位：面对患者头部，双手托起患者枕部两侧，拇指放在耳后。

松动手法：双手固定，通过治疗师的双肩上下耸动使患者颈椎前屈后伸（图4-1-3）。

颈椎屈伸摆动

7. 颈椎侧屈摆动

作用：增大颈椎侧屈活动度。

患者体位：同颈椎屈伸摆动的体位。

治疗师体位：面对患者头部。向右侧屈时右手放在颈部右侧，食指和中指放在拟松动的相邻椎体横突上，左手托住下颌，前臂放在面部，左侧托住头部；向左侧屈时，则方向相反。

松动手法：左手及前臂固定，上身左转，使颈椎向右侧屈；向左侧屈时则方向相反（图4-1-4）。

颈椎侧屈摆动

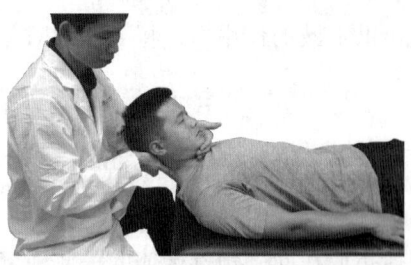

图4-1-3 颈椎屈伸摆动

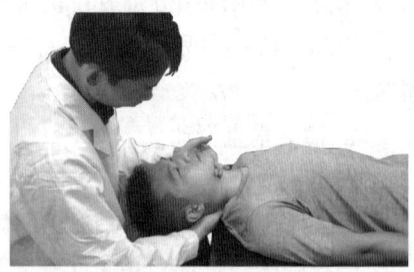

图4-1-4 颈椎侧屈摆动

8. 颈椎旋转摆动

作用：增大颈椎旋转活动度。

患者体位：同颈椎屈伸摆动的体位。

治疗师体位：面对患者头部。向左旋转时，左手托住下颌，右手放在枕骨部位；向右旋转时则相反。

松动手法：双手固定，向左旋转时左手向左，右手向右同时用力，使头部向左转动；向右旋转时则方向相反。

（二）胸椎

胸椎（thoracic spine）的生理运动有屈、伸、侧屈和旋转。附属运动有棘突垂直滑动、棘突侧方滑动、横突垂直滑动等。

1. 棘突垂直滑动

作用：增大胸椎的屈伸活动度。

患者体位：俯卧位，上段胸椎（$T_{1~4}$）病变时，双手交叉，手掌置于前额；中下段胸椎（$T_{5~8}$，$T_{9~12}$）病变时，头转向一侧，上肢放在体侧，胸部放松。

治疗师体位：上段胸椎病变时，面向患者头部；中下段胸椎病变时，在体侧。双手拇指放在胸椎棘突上，其余四指分开放在胸椎两侧。

松动手法：双手拇指固定不动，借助上身前倾的作用力，将棘突向腹侧按压。

棘突垂直滑动

2. 棘突侧方滑动

作用：增大胸椎旋转活动度。

患者体位：俯卧位，上肢放于体侧或外展90°，屈肘，前臂垂于治疗床两侧。

治疗师体位：面对患者站在患侧，双手拇指分别放在相邻棘突的一侧，或双手拇指重叠放在拟松动棘突的一侧，其余四指分开放在胸背部。

松动手法：拇指固定，借助上身稍前倾的作用力，将棘突向对侧推动。

棘突侧方滑动

3. 横突垂直滑动

作用：增大胸椎侧屈及旋转活动度。

患者体位：同棘突侧方滑动的体位。

治疗师体位：面对患者站在患侧，双手拇指放在拟松动胸椎的一侧横突上，指尖相对或相重叠。

松动手法：双手固定，借助上身前倾的作用力，将横突垂直向腹侧按压。

横突垂直滑动

4. 胸椎旋转摆动（正、反面）

作用：增大胸椎旋转活动度。

患者体位：坐位，双上肢胸前交叉，双手分别放在对侧肩部。

治疗师体位：站在患者左侧，向右旋转时，左手放在患者右肩部侧面，右手放在患者右侧肩背部。向左旋转时治疗师站位则相反。

松动手法：双手固定，向右旋转时，双上肢同时用力，使胸椎随身体上部向右转动；向左旋转时则方向相反。

胸椎旋转摆动

（三）腰椎

腰椎（lumbar spine）的生理运动有前屈、后伸、侧屈和旋转。附属运动有棘突垂直滑动、棘突侧方滑动、横突垂直滑动等。

1. 棘突垂直滑动

作用：增大腰椎屈伸活动度。

患者体位：俯卧位，腹部垫枕，双上肢分别置于体侧，头转向一侧。

治疗师体位：面对患者站于患侧，下方手掌根部放在腰椎上，掌根部尺侧（相当于豌豆骨部分）放在拟松动的棘突上，手指稍屈曲，上方手放在下方手腕背部。

松动手法：双手固定，借助上身前倾的作用力，将棘突垂直向腹侧按压。

2. 棘突侧方滑动

作用：增大腰椎旋转活动度。

患者体位：俯卧位，双上肢分别置于体侧，头转向一侧。

治疗师体位：面对患者患侧，双手拇指分别放在相邻的棘突侧方，其余四指分开放在腰部。

松动手法：双手固定，借助上身前倾的作用力，将棘突向对侧推动。

3. 横突垂直滑动

作用：增大腰椎侧屈及旋转活动度。

患者体位：同棘突侧方滑动的体位。

治疗师体位：面对患者患侧，双手拇指放在拟松动腰椎的一侧横突上。

松动手法：将患者横突垂直向腹侧推动，动作要平稳、有节奏。

第二节 筋膜松解技术

一、概述

筋膜是一种无中断的缠绕、包围、保护和支撑人体各个结构的三维网状单片结缔组织。其从颅骨向下延伸至足底，从身体外部延伸至内部，最终构成人体本身的形态和形体。筋膜分为浅、深两层。浅筋膜分布于全身皮下又称皮下筋膜，它由疏松结缔组织构成。内含浅动、静脉，浅淋巴结和淋巴管，皮神经等。深筋膜又叫固有筋膜，由致密结缔组织构成，遍布全身，包裹肌肉、血管神经束和内脏器官。

筋膜松解技术是通过手法或工具对筋膜施以一定的牵拉或展延压力，从而达到松解僵紧或受限的组织、减轻疼痛、改善运动功能和促进组织恢复目的的技术。

二、筋膜松解技术的基本原理

由于错误的身体姿态、运动技巧或过度训练，可能造成人体筋膜系统中结缔组织的功能障碍，这种功能障碍会被机体当成损伤来对待，于是便开始了累积损伤循环。机体组织创伤会导致炎症，炎症会刺激机体的疼痛接收器，引发自我保护机制，使得肌张力提高并且引起特定肌肉中某些位置的肌梭活性加剧而形成的一种微痉挛。微痉挛会导致软组织形成粘连（触发点），这种粘连形成了一种脆弱、弹性较小的集合，降低了该软组织正常的弹性，使肌肉长度—张力关系有所改变（神经肌肉交互抑制改变），如果任其发展，这些粘连还会在软组织中形成永久性的结构变化。而再生的软组织与原有肌纤维的方向往往不一致，当肌肉被拉长，这些无弹性的结缔组织便像路障一样，阻止肌纤维正确移动。这会造成人体动作系统在功能运动模式（或运动代偿）下寻求最少阻力路径，持续的运动代偿会进一步导致肌肉失衡和潜在损伤（图4-2-1）。

筋膜松解技术可帮助"松开"在有创伤的组织中产生的微观痉挛，同时"打破"在累积损伤循环中形成的筋膜粘连，从而减轻或消除触发点的副作用及影响自主神经系统。通过外部压力刺激人体动作系统中位于肌肉、

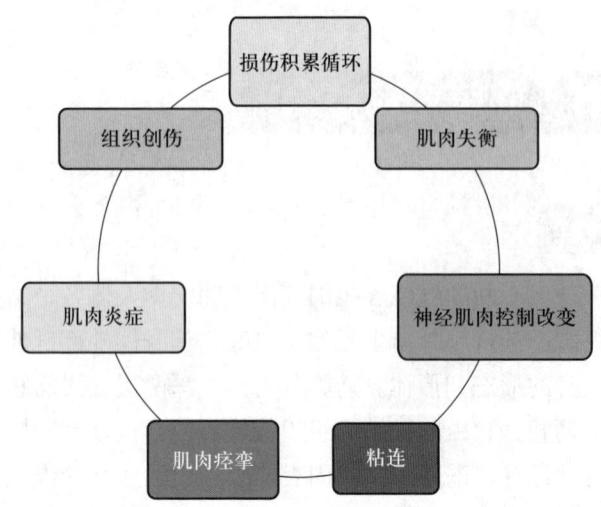

图 4-2-1　筋膜损伤机制及治疗原理图

筋膜和结缔组织中的受体来纠正累积损伤循环引起的保护机制造成的功能失常。当在肌肉上产生一定压力时，肌肉张力便会增加，从而激活存在肌腱位置的肌张力变化感受器——高尔基腱器官。当高尔基腱器官活跃后，会抑制位于肌肉纤维内的肌肉长度变化感受器——肌梭。从而降低该组肌肉及肌腱张力，最终放松肌肉、恢复肌肉功能性长度及提高肌肉功能。筋膜松解技术对自主神经系统的重要作用如下：

（1）影响组织体液的属性，从而影响组织的黏度（黏滞性）。

（2）影响下丘脑，增加迷走神经张力和降低整体的肌张力。

（3）影响可能与调节筋膜张力有关的筋膜内平滑肌细胞。持续或缓慢的组织压力会刺激力学感受器向中枢神经系统和自主神经系统发出信号。中枢神经系统会改变肌肉的张力（降低过高的肌张力）。自主神经系统也会改变全身肌肉张力，同时也会改变血流动力来降低筋膜中平滑肌细胞的黏度和张力。

三、筋膜松解技术的方法

1. 手法松解

根据松解目标的大小可分为广泛松解法和重点松解法。

（1）广泛松解法。主要用来松弛整个患处或整组肌群，操作的目的在于先粗略地找到患处或病源，再以其他手法集中火力处理这些小范围的损伤（图 4-2-2）。

（2）重点松解法。主要是针对单一肌肉内的一小段组织进行松解（图 4-2-3）。根据作用部位的深浅，可以分为垂直拉提法（图 4-2-4）和垂直下压法（图 4-2-5）。

手法松解的要点是完全根据回馈感来引导治疗的方向、力道以及时间的长短。

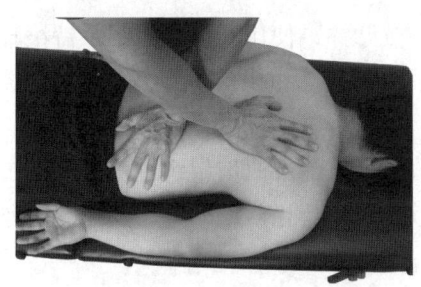
图 4-2-2　广泛松解法

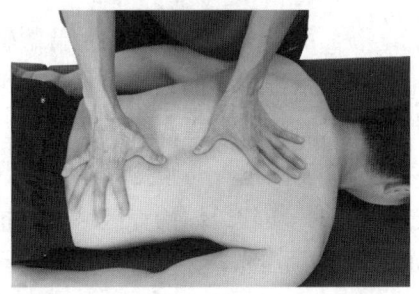
图 4-2-3　重点松解法

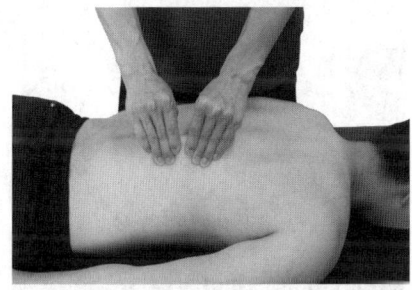
图 4-2-4　垂直提捏法

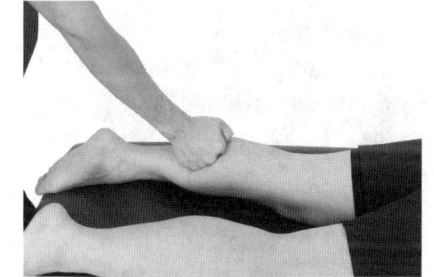
图 4-2-5　垂直下压法

2. **工具松解**

常用的筋膜松解工具如下：

（1）圆筒类。常用的圆筒类工具是泡沫轴，泡沫轴松解方法比较容易学习，但与其他松解工具相比，使用泡沫轴比较难以掌握软组织的按压深度（图 4-2-6）。

（2）球类。市面上有专门的筋膜球，日常生活中也可以用网球、高尔夫球、台球、药球等进行替代。球类工具易于掌握，可以作为圆筒类工具的进阶（图 4-2-7）。但球类工具与圆筒类工具一样，比较难以掌握软组织的按压深度。

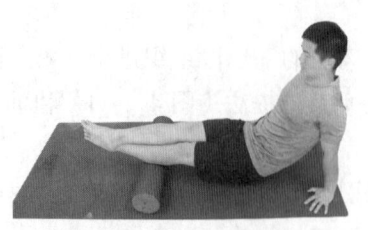
图 4-2-6 泡沫轴松解

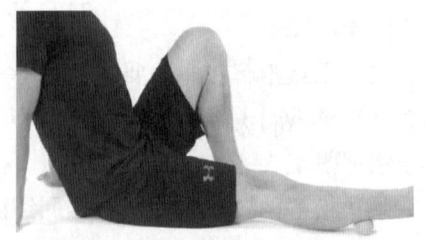
图 4-2-7 筋膜球松解

（3）手持滚轴。常用的手持滚轴是按摩棒，使用者可以控制手持滚轴给软组织带来压力的大小，与泡沫滚轴或筋膜球相比，手持滚轴更容易控制软组织的按压深度（图 4-2-8）。

（4）筋膜枪。筋膜枪利用肌肉共振原理对深部肌肉组织进行深度的击打与振动，从软组织治疗区域向外扩散达到广泛松解的效果，其特点是操作比较容易（图 4-2-9）。

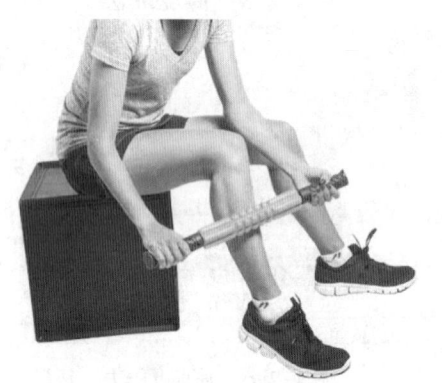
图 4-2-8 手持滚轴松解

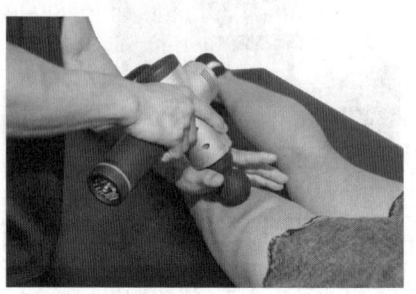
图 4-2-9 筋膜枪松解

使用工具进行筋膜松解的要点

筋膜松解工具各式各样，大小不一，材质不限，使用者可以根据目标位置灵活选用合适的辅助工具。

四、泡沫轴筋膜松解操作过程

以下是常见肌肉（群）的泡沫轴松解技术介绍：

（一）斜方肌

1. 动作要点
（1）如图 4-2-10 所示仰卧于泡沫轴上。
（2）泡沫轴位于斜方肌下方。
（3）缓缓滚动 1~2 分钟。

2. 注意事项
（1）如遇疼痛部位，应在疼痛部位停留 20~30 秒，直至疼痛度下降 50%~75%。
（2）滚动过程中保持正常呼吸，不要憋气。
（3）整个滚动过程中保持核心部位收紧。

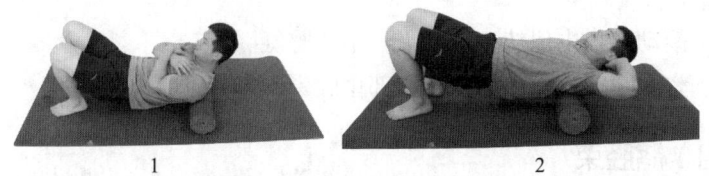

图 4-2-10　斜方肌泡沫轴松解

（二）梨状肌、臀中肌、臀小肌

1. 动作要点
（1）如图 4-2-11 所示，坐于泡沫轴上。
（2）目标放松部位所在腿抬起，盘于支撑腿之上。
（3）缓缓滚动 1~2 分钟。

2. 注意事项
（1）如遇疼痛部位，应在疼痛部位停留 20~30 秒，直至疼痛度下降 50%~75%。
（2）滚动过程中保持正常呼吸，不要憋气。
（3）整个滚动过程中保持核心部位收紧。

（三）臀大肌

1. 动作要点
（1）如图 4-2-12 所示，双膝弯曲坐于泡沫轴上。

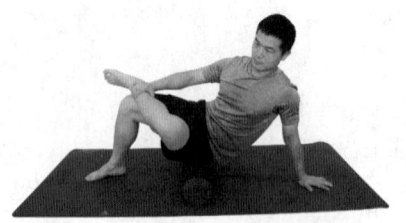

图 4-2-11　梨状肌、臀中肌、臀小肌泡沫轴松解

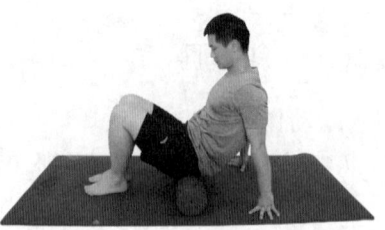

图 4-2-12　臀大肌泡沫轴松解

（2）缓缓在泡沫轴上滚动 1~2 分钟。

2. 注意事项

（1）如遇疼痛部位，应在疼痛部位停留 20~30 秒，直至疼痛度下降 50%~75%。

（2）滚动过程中保持正常呼吸，不要憋气。

（3）整个滚动过程中保持核心部位收紧。

（四）髂胫束

1. 动作要点

（1）如图 4-2-13 所示，以肘撑地侧卧于地面，泡沫轴位于下方腿外侧。

（2）上方腿弯曲支撑身体，下侧腿伸直。

（3）自髂骨起至膝关节止，缓缓滚动 1~2 分钟。

2. 注意事项

（1）如遇疼痛部位，应在疼痛部位停留 20~30 秒，直至疼痛度下降 50%~75%。

（2）滚动过程中保持正常呼吸，不要憋气。

（3）整个滚动过程中保持核心部位收紧。

（五）背阔肌

1. 动作要点

（1）如图 4-2-14 所示，斜侧卧于地面，泡沫轴位于接近地面的背阔肌下方。

（2）缓缓使背阔肌在泡沫轴上滚动 1~2 分钟。

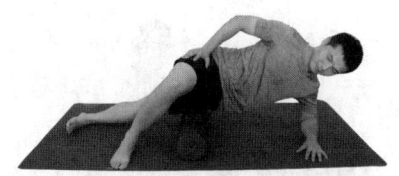 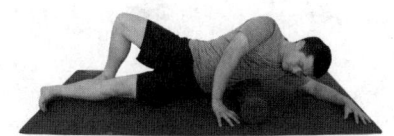

图 4-2-13　髂胫束泡沫轴松解　　　图 4-2-14　背阔肌泡沫轴松解

2. 注意事项

（1）如遇疼痛部位，应在疼痛部位停留 20～30 秒，直至疼痛度下降 50%～75%。

（2）滚动过程中保持正常呼吸，不要憋气。

（3）整个滚动过程中保持核心部位收紧。

（六）腘绳肌

1. 动作要点

（1）如图 4-2-15 所示，双腿伸直坐于地面，泡沫轴位于大腿后侧。

（2）使泡沫轴在臀部及膝关节之间缓缓滚动 1～2 分钟。

2. 注意事项

（1）如遇疼痛部位，应在疼痛部位停留 20～30 秒，直至疼痛度下降 50%～75%。

（2）滚动过程中保持正常呼吸，不要憋气。

（3）整个滚动过程中保持核心部位收紧。

（七）腓肠肌、比目鱼肌

1. 动作要点

（1）如图 4-2-16 所示，双腿伸直坐于地面，双腿交叉，泡沫轴位于小腿后侧。

（2）使泡沫轴在膝关节与踝关节之间缓缓滚动 1～2 分钟。

2. 注意事项

（1）如遇疼痛部位，应在疼痛部位停留 20～30 秒，直至疼痛度下降 50%～75%。

（2）滚动过程中保持正常呼吸，不要憋气。

（3）整个滚动过程中保持核心部位收紧。

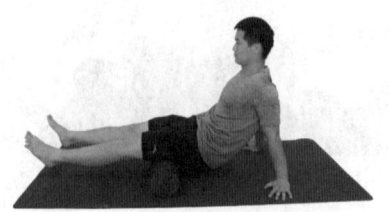
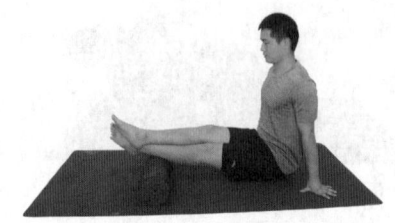

图 4-2-15 腘绳肌泡沫轴松解　　图 4-2-16 腓肠肌、比目鱼肌泡沫轴松解

（八）股四头肌

1. 动作要点

（1）如图 4-2-17 所示，俯卧肘撑于地面，泡沫轴位于大腿前侧下方。

（2）使泡沫轴在髂骨与膝关节范围缓缓滚动 1~2 分钟。

2. 注意事项

（1）如遇疼痛部位，应在疼痛部位停留 20~30 秒，直至疼痛度下降 50%~75%。

（2）滚动过程中保持正常呼吸，不要憋气。

（3）整个滚动过程中保持核心部位收紧。

（九）阔筋膜张肌

1. 动作要点

（1）如图 4-2-18 所示，俯卧躯干及骨盆微微旋转，泡沫轴位于较低侧的髂前上棘下方。

（2）使泡沫轴在髋骨外侧缓缓滚动 1~2 分钟。

2. 注意事项

（1）如遇疼痛部位，应在疼痛部位停留 20~30 秒，直至疼痛度下降 50%~75%。

（2）滚动过程中保持正常呼吸，不要憋气。

（3）整个滚动过程中保持核心部位收紧。

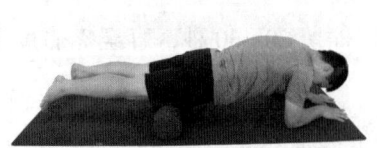
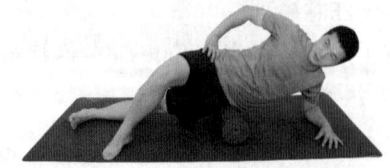

图 4-2-17 股四头肌泡沫轴松解　　图 4-2-18 阔筋膜张肌泡沫轴松解

（十）髋内内收肌群（股薄肌、长收肌、大收肌等）

1. 动作要点

（1）如图 4-2-19 所示，俯卧躯干及骨盆微微旋转，泡沫轴位于较高的大腿内侧下方。

（2）使泡沫轴在髋关节至膝关节之间缓缓滚动 1~2 分钟。

2. 注意事项

（1）如遇疼痛部位，应在疼痛部位停留 20~30 秒，直至疼痛度下降 50%~75%。

（2）滚动过程中保持正常呼吸，不要憋气。

（3）整个滚动过程中保持核心部位收紧。

（十一）胫骨前肌

1. 动作要点

（1）如图 4-2-20 所示，俯卧躯干及骨盆微微旋转，上方腿弯曲位于下方小腿上方（增大压力），泡沫轴位于下方小腿前外侧。

（2）使泡沫轴在膝关节与踝关节之间缓缓滚动 1~2 分钟。

2. 注意事项

（1）如遇疼痛部位，应在疼痛部位停留 20~30 秒，直至疼痛度下降 50%~75%。

（2）滚动过程中保持正常呼吸，不要憋气。

（3）整个滚动过程中保持核心部位收紧。

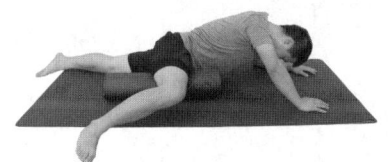

图 4-2-19　髋内内收肌群泡沫轴松解

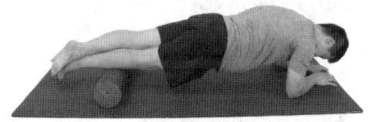

图 4-2-20　胫骨前肌泡沫轴松解

（十二）下背部肌群（竖脊肌、腰大肌、腰方肌等）

1. 动作要点

（1）如图 4-2-21 所示，仰卧双臂外展位于身体两侧，双膝微屈，泡沫轴位于腰椎下方。

（2）使泡沫轴在腰椎下方缓缓滚动1~2分钟。

2. 注意事项

（1）如遇疼痛部位，应在疼痛部位停留20~30秒，直至疼痛度下降50%~75%。

（2）滚动过程中保持正常呼吸，不要憋气。

（3）整个滚动过程中保持核心部位收紧。

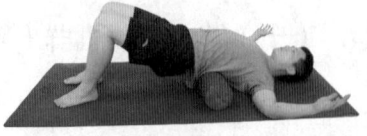

图 4-2-21　下背部肌群泡沫轴松解

五、禁忌证

1. 全局禁忌

（1）使用酒精。

（2）发烧状态（高温）。

（3）系统性感染。

（4）传染性感冒和流感。

（5）急性循环系统疾病和急性血液病。

（6）糖尿病后期。

（7）有出血倾向性疾病。

（8）恶性肿瘤。

（9）待诊或原因不明的严重疼痛。

（10）待诊或原因不明的严重肿胀、肿块。

（11）待诊或原因不明的呼吸问题。

（12）待诊或原因不明的肠部与膀胱问题。

2. 局部禁忌

（1）伤口未愈合。

（2）骨折未愈合。

（3）皮肤性疾病。

（4）局部感染。

（5）炎症急性期。

（6）严重的骨质疏松或晚期退行性变化（避开影响区域）。

（7）风湿病（避开发炎部位）。

（8）严重的静脉曲张。

（9）深静脉血栓和动脉瘤。

第三节 肌肉拉伸技术

一、概述

（一）肌肉拉伸的作用

参加运动之前要做准备活动，不同种类的运动有不同的肌肉拉伸方法。肌肉拉伸对身体运动的有益作用如下：

（1）加速肌肉的血流。

（2）加速氧和血红蛋白的分解，改善肌肉的氧供；加速循环减少血管阻力；加速肌红蛋白释放氧；提高细胞代谢率。

（3）使肌肉收缩自如，提高肌肉的机械效率；加大神经传导速率；加大神经受体的敏感性。

（4）减少 α 纤维的活动，降低肌肉对牵拉的敏感度；增加运动幅度。

（5）降低结缔组织的硬度，减少撕伤的可能性；改善心血管对应激的反应；使心理放松，精神集中。

（二）肌肉拉伸的分类与原则

柔韧性是身体素质的一个重要方面，大幅度顺利地运动关节的能力是良好机能的重要表现。某些关节、肌肉由于损伤、活动过度或不活动而导致僵硬，并带有一定的遗传因素。加大关节的柔韧性可以减少肌肉韧带的损伤及肌肉的酸痛。除体操运动员柔韧性可加大关节的活动范围提高体操的成绩之外，其他项目中柔韧性对提高成绩防止损伤的作用也越来越多地受到重视。

肌肉拉伸的方法可分为静态牵拉法、震荡牵拉法及本体感神经肌肉易化法三种类型。

1. 静态牵拉法

静态牵拉法是缓慢柔和的肌肉拉伸法，持续时间为 30~60 秒，运动幅度以感觉不难受为度。这是提高柔韧性的最好方法。如小腿三头肌静态牵拉法：站立位，脚趾置于支持台面上，脚跟悬空，重心逐渐下降使足跟低于脚掌平面进行柔和地牵拉。

2. 震荡牵拉法

震荡牵拉法是肌肉韧带被拉伸到接近极限时，再由弹射力进一步牵拉的方法。这种牵拉法最接近于运动实践所需要的动态柔韧性。但其缺点是由于急速的弹射力可以使肌肉反射性收缩，加大了损伤的可能性。这种牵拉法可以用在伸展的最后阶段，之前应有准备活动及静态牵拉。体操和芭蕾舞训练中经常采用这种方法。

3. 本体感神经肌肉易化法

合理安排训练

本体感神经肌肉易化法是变换收缩和放松达到伸长肌肉、肌腱、韧带目的的方法。其理论依据是肌肉收缩后放松可以加大，同时拮抗肌的收缩也可以加大主动肌的放松。

运用不同的神经肌肉伸展法可以更好地增加柔韧性，但其不足之处是肌肉可能会被过度牵拉。练习时同伴应知道什么时候会出现损伤的危险。

4. 肌肉牵伸的原则

充分恢复

（1）准备活动后要做肌肉拉伸运动。

（2）运动前后均应拉伸肌肉。

（3）拉伸肌肉时要慢而柔和。

（4）肌肉应拉伸到紧张但不感觉疼的位置（拉到疼时会引起肌纤维拉伤）。

二、肌肉拉伸方法

（一）三角肌前束主动静态拉伸（图 4-3-1）

（1）开始姿势。双腿屈膝坐于垫上，双手放于身后，掌心向下，拇指向外；上肢伸直，支撑体重。

（2）拉伸方法。呼气，双手固定不动，臀部向前移动，使上肢尽可能后伸，保持自然呼吸，主动做静态拉伸。

（3）注意事项。拉伸时，肘关节要避免过伸。

（二）三角肌后束主动静态拉伸（图 4-3-2）

（1）开始姿势。右臂向前伸直，拇指向下，左手握住右肘。

（2）拉伸方法。呼气，将右上臂拉向左肩，保持自然呼吸。

（3）注意事项。左肘关节低于右肩关节，双肩保持水平。

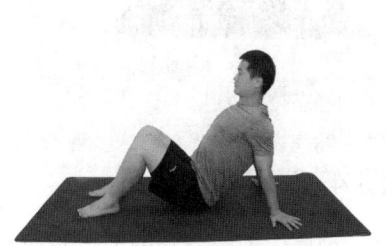
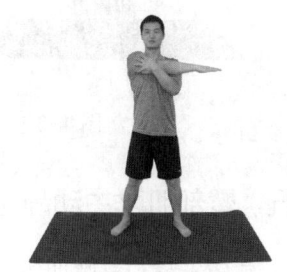

图 4-3-1　三角肌前束主动静态拉伸　　图 4-3-2　三角肌后束主动静态拉伸

（三）肱二头肌主动静态拉伸（图 4-3-3）

（1）开始姿势。上身挺直，自然站立，上肢伸直，放于体侧，掌心朝后。

（2）拉伸方法。呼气，上肢向斜后方伸展，同时前臂内旋，保持自然呼吸。

（3）注意事项。拉伸时，肘关节保持伸直。

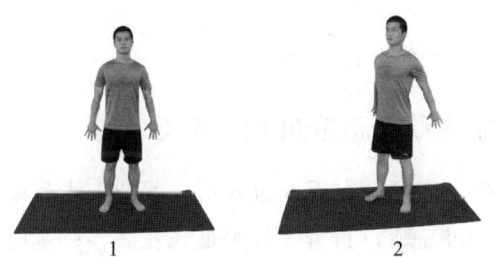

图 4-3-3　肱二头肌主动静态拉伸

（四）肱三头肌主动静态拉伸（图 4-3-4）

（1）开始姿势。双腿分开，坐于垫上，保持上身挺直；右侧肩关节前屈，肘关节屈曲，左手扶住右侧肘关节。

（2）拉伸方法。呼气，左手将右侧肘关节向后上方推；肘关节尽量屈曲，保持自然呼吸。

（3）注意事项。拉伸时，保持坐姿挺直。

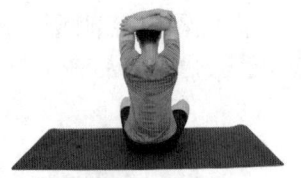 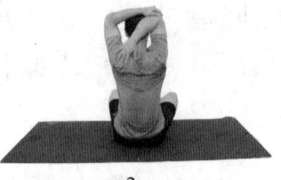

图 4-3-4　肱三头肌主动静态拉伸

（五）臀部肌群主动静态拉伸（图 4-3-5）

（1）开始姿势。盘腿而坐，腰背挺直，身体向前；左腿向前，膝屈曲，将右腿移至身体侧后方。

（2）拉伸方法。呼气，上身前倾，靠近前侧大腿，大腿尽量贴于胸前并保持自然呼吸。

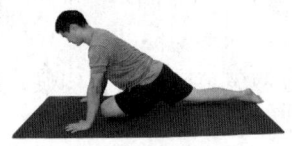 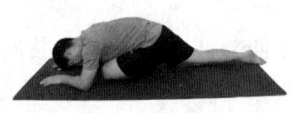

图 4-3-5　臀部肌群主动静态拉伸

（3）注意事项。在整个过程中腰背挺直。

（六）梨状肌主动静态拉伸（图 4-3-6）

（1）开始姿势。仰卧，右手伸直触地，保持上半身稳定，左腿自然伸直；右腿屈膝并跨过左腿，右脚踝外侧抵住左膝，脚掌踩实地面，左手扶住右膝。

（2）拉伸方法。呼气，左手将右膝向左肩方向拉伸，保持自然呼吸。

（3）注意事项。尽量避免身体随着动作旋转。

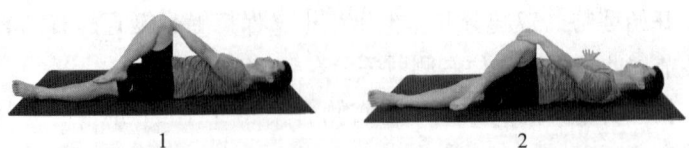

图 4-3-6　梨状肌主动静态拉伸

（七）髂腰肌主动静态拉伸（图4-3-7）

（1）开始姿势。弓步，腰背挺直，双手叉腰；收紧腹部，骨盆保持中立位，左腿屈膝向前，右腿向后，小腿贴于垫子。

（2）拉伸方法。呼气，重心前移，使右腿向后幅度增加，保持自然呼吸。

（3）注意事项。保持骨盆稳定在中立位置。

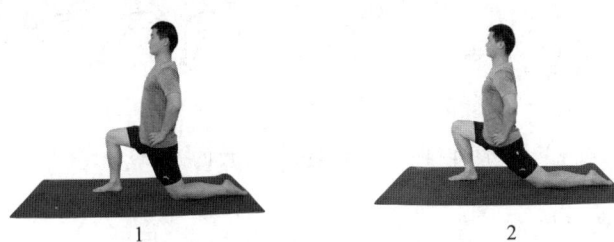

图4-3-7　髂腰肌主动静态拉伸

第四节　肌肉力量训练

一、概述

（一）肌肉力量的定义

肌肉力量（简称肌力）是指肌肉在收缩过程中克服阻力的能力。

（二）影响肌力大小的因素

肌力的大小主要取决于以下几种因素：

1. 肌肉的收缩方式

肌肉的收缩方式不同，产生的肌力也不同。这是因为不同的收缩方式在力学机制、神经控制以及肌肉纤维的参与程度上存在显著差异，从而影响了肌肉力量的输出。

2. 关节角度的影响（图4-4-1）

关节在不同的角度产生的肌力不同。等长运动时能发出最大肌力的角度为：肘关节成 90° 屈曲，膝关节成 60° 屈曲，此时最容易用上力。如果在这个角度上再加上最大阻力，效果则更理想。

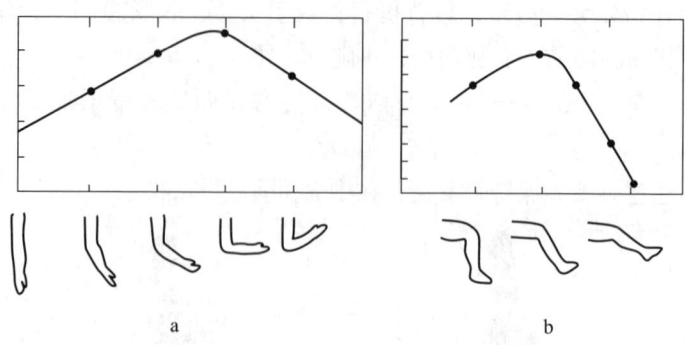

图 4-4-1 肌力与关节角度的关系

3. 性别和年龄

男性肌力比女性大，女性肌力为男性的 2/3，尤其以握力和垂直跳的力量最为明显。女性的握力为男性的 60%，垂直跳的肌爆发力约为男性的 65%。肌力与年龄也密切相关。在儿童和青少年时期，随着身体的生长发育，肌肉力量会逐渐增强，通常在 20~30 岁，肌力达到峰值，30 岁之后随着年龄的增大而逐渐下降。

4. 心理因素

肌力易受心理因素的影响。在暗示、大声命令及有积极的训练目的时，机体所发挥的肌力一般比自主最大收缩力大 20%~30%。

（三）肌力下降的原因

1. 年龄增大

30 岁之后随年龄的增大肌力将逐渐下降，下肢较上肢下降更快。有关年龄增高导致肌力下降的现象已有许多报道，如股四头肌肌力早期即有下降，这与身体的重量有关，如体重较重，则需经常大力收缩肌肉来支撑体重。

2. 肌肉萎缩

肌肉萎缩是由于肌原纤维的减少而导致的肌纤维萎缩。主要包括废用性肌肉萎缩、去神经性肌肉萎缩、缺血性肌肉萎缩。废用性肌肉萎缩是制动及无功能状态所产生的以生理功能衰弱为主要特征的综合征，主要表现为废用性肌肉萎缩,如由于心脑血管疾病后保持安静而导致运动减少所产生的一系列障碍。在完全卧床休息的情况下,肌力每周减少10%~15%,即每天减少1%~3%,如卧床休息3~5周,肌力即可减少一半,肌肉亦出现废用性萎缩,在股四头肌、踝背伸肌处尤为明显,肌耐力也逐渐减退,肌肉容积缩小,肌肉松弛。但通过适当的运动训练,肌肉的容积可复原。另外,由于长期卧床制动,关节韧带得不到牵拉而自动短缩,以及关节周围肌肉失去弹性,形成关节挛缩畸形,常见的有手指屈肌痉挛性短缩、足下垂合并足内翻等。

3. 神经系统疾病

神经系统疾病如脑血管病、脑瘫、小脑障碍等中枢神经障碍导致的偏瘫或四肢瘫等,由于卧床时间较长、不活动或较少活动,导致肌力明显下降;而脑卒中患者发病初期的弛缓阶段即表现为患侧肌肉明显松弛、肌力下降。

4. 肌原性疾病

肌原性肌力下降主要是因肌营养不良、多发性肌炎等疾病所致。进行性肌营养不良主要表现为四肢近端与躯干的肌力下降与肌肉萎缩。多发性肌炎出现肌力下降的部位主要为四肢近端肌群、颈屈曲肌群、咽喉肌群等。

二、增强肌力的基本原理

(一)肌肉收缩的形式

1. 等长或静力收缩

等长或静力收缩是指肌肉收缩时,肌肉起止点之间的距离无变化,其肌纤维长度基本不变,亦不发生关节运动,但肌张力明显增高。在日常工作和生活中,等长收缩常用于维持特定体位和姿势。在运动训练中,等长收缩是增强肌力的有效方法。具体的训练方法是用全力或接近全力使肌肉收缩,维持3~10秒(一般持续6秒),训练中要注意取容易用力的体位,如平板支撑时肘关节成90°,最容易用上力(图4-4-2)。等长运动不受环境限制,简单易行,是有效增强肌力的训练方法,特别适用于骨折后、关节炎或因疼痛关节不能活动的情况下进行肌力的增强训练,以延缓和减轻肌肉的废用性萎缩。

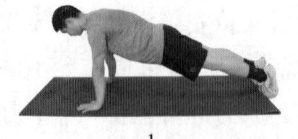
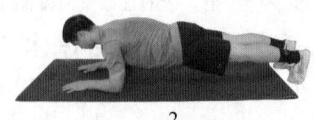

图 4-4-2　等长或静力收缩

2. 等张或动力收缩

等张或动力收缩是指在有阻力的情况下进行的肌肉收缩，收缩过程中肌张力基本保持不变，但肌长度发生变化，产生关节运动。根据肌肉起止部位的活动方向，可分为向心性收缩和离心性收缩。

当肌肉收缩时，肌肉的起点与止点之间距离缩短，称为向心性收缩，这种收缩的运动学功能是加速。例如，屈曲肘关节时的肱二头肌收缩（图4-4-3），伸膝时的股四头肌收缩。

当肌肉收缩时，肌肉起止点之间的距离逐渐加大延长，其主要作用是使动作的快慢或肢体落下的速度得到控制，称为离心性收缩，其运动学的功能是减速。例如，在太极拳活动中保持肢体姿势的肌肉收缩、下蹲时的股四头肌收缩、上肢负重屈肘时缓慢放松肱二头肌的收缩等。

由于肌肉在做动力性收缩时，肌张力事实上并未保持不变，是随肌长度的改变而改变的，因此近年来已不用"等张"一词。

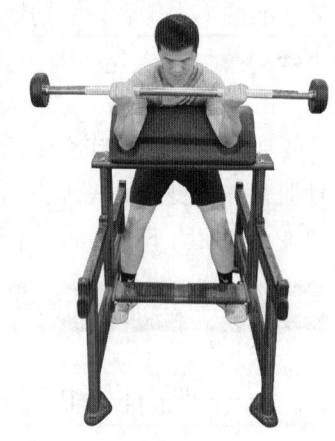

图 4-4-3　等张或动力收缩

（二）训练时负荷量的增加形式

根据训练目的的不同，负荷量的大小也不同。当训练目的为增强肌力时，应加大负荷量，加快运动速度及缩短训练的时间；而以增强耐力为目的时，则负荷量应相对较少，重复次数应增加，训练的时间应延长。

三、肌力训练原则

为达到增强肌力的目的，训练时应遵循以下原则：

（一）阻力原则

阻力的施加是增强肌力的重要原则。阻力主要来自肌肉本身的重量、肌肉在移动过程中所受到的障碍的大小、纯粹的外加的阻力等。若在无阻力的情况下训练，则达不到增强肌力的目的。

（二）超常负荷原则

超常负荷即训练时运动必须超过一定的负荷量和保证超过一定的时间，也称为超负荷原理。这是与训练强度有关的原则。这一原则认为，在训练中，除非使肌肉的负荷超过日常的活动，否则就不能改善肌力，即超长负荷可能引发超量恢复机制。增强肌力需要肌肉在一定的负荷下做功，所给的负荷应略高于现有的肌力水平或至少相当于使肌肉产生最大强度收缩所需负荷的60%，并持续训练6周，才可取得明显的效果。训练者要满足一定的运动强度、训练的持续时间、运动的频率、一定的运动间期和根据肌肉收缩的形式选择相对应训练方法等5个基本条件，才能达到增强肌力的目的。

1. **训练强度**

常用最大肌力的比例（%）或相对1 RM或10 RM的比例为患者选择适度的训练强度。

训练时，以1 RM为基准做等长训练，一日一次，每周测定一次1 RM，再逐渐增加运动的负荷量。

10 RM指受试者能连续运动10次时所能对抗的最大阻力。如果超过这个重量就做不了10次，此极限重量也可作为基准。每周测定一次10 RM，逐渐增加重量。

2. **训练时间**

训练时间主要包括肌肉收缩时间和运动时间。肌肉收缩时间常用于等长收缩的训练，即训练时，若肌肉收缩时间短，则训练的强度需较大；反之，若需要肌肉收缩较长时间，则训练的强度应较小。运动时间是指一次训练所需要的时间。

3. **训练频率**

训练频率是指一次训练中肌肉收缩的次数（收缩频率），以及每日、每周、每月的训练次数（训练频率）。肌肉收缩频率是收缩时间加上休息时间除以运动时间。频率越高则训练效果越好，原则上每周 3 次的肌力增强训练就有较好的训练效果。

4. 训练间期

训练间期长短对训练效果有明显的作用。适当的训练间期能够帮助运动员在下一组训练中更好地发挥，而不当的间歇时间可能导致训练效果的降低甚至受伤。

5. 肌肉收缩的方式

因肌肉收缩方式不同，如离心、向心、等长收缩方式等，选择的训练方法也不同。

（三）肌肉收缩的疲劳度原则

训练时应使肌肉感到疲劳但不应过度疲劳，这也是控制超常负荷不至于过度的一个主观限制指标。通过使肌肉较大程度收缩，并重复一定的次数或持续一定的时间以引起适度的肌肉疲劳，达到增粗肌肉纤维、增强肌力的目的。这一原则认为，如果训练时间足够，又出于患者自愿，训练应持续到感到疲劳为止，在训练的中间最好不要休息，这样训练后的效果更好。训练中一定要注意不要出现过度的疲劳，因过度疲劳对较弱的肌肉是有害的，因此，训练中应严密观察，一旦出现过度疲劳就应停止训练。过度疲劳的表现为：运动速度减慢，运动幅度下降，肢体出现明显的不协调动作，或主诉疲乏劳累。一旦出现以上情况应立即停止训练。另外，在肌力增强训练后，却反而出现了肌力下降的现象，也往往意味着前段的训练强度过大，肌肉出现了过度的疲劳。

四、肌力训练方法

根据肌肉的力量水平，分别采用以下几种运动方式进行肌力训练：辅助主动运动、主动运动、抗阻力主动运动和等长运动。

1. 辅助主动运动

（1）定义。在外力的辅助下，通过患者主动收缩肌肉来完成的运动或动作。辅助力量由治疗师、患者的健肢提供，亦可利用器械、引力或水的浮力来帮助完成。

（2）适应证。适用于肌力较弱尚不能独自主动完成运动的部位，也就是当肌力恢复到 2 级时，应开始进行此类运动，以逐步增强肌力。在训练

肌力的分级

时要随着肌力的恢复不断地改变辅助的方式和调节辅助量。

（3）方法。

① 徒手辅助主动运动：利用治疗师的手法，不需要任何器械的帮助。当肌力为1级或2级时，治疗师帮助患者进行主动运动。例如，当股四头肌肌力为2级时，让患者侧卧位，训练侧下肢在下方，膝关节屈曲，治疗师面向患者站立，一只手拖起上方下肢，让患者主动伸展下方下肢的膝关节，同时治疗师的另一只手在下方下肢小腿后方稍加辅助力量。随着肌力的改善，随时可以做辅助量的精细调节，不受任何条件的限制，这样效果较好。缺点是治疗师与患者为一对一的训练，比较费时费力。

② 悬吊辅助主动运动：利用绳索、挂钩、滑轮等简单装置，将训练肢体悬吊起来，以减轻肢体的自身重量，然后在水平面上进行训练，可利用变化的体位和不同位置的滑轮、挂钩设计出丰富多彩的训练方法。如训练股四头肌的肌力时，患者侧卧，患侧在上，可在膝关节垂直方向的上方置一挂钩，另一端用吊带在踝关节处固定（图4-4-4），用绳索悬吊，使小腿悬空，让患者完成膝关节的全范围屈伸运动，此动作宜缓慢、充分，要避免下肢借助惯性做钟摆样动作。训练时治疗师要注意固定膝关节，以防止摇摆而降低训练效果。随着肌力的改善，还可以调节挂钩的位置、改变运动面的倾斜度、用手指稍加阻力或用重锤做阻力，以增加训练难度。

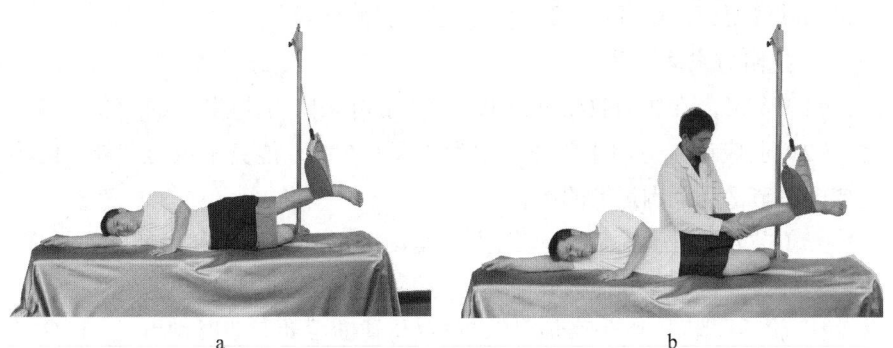

图 4-4-4　悬吊辅助运动

a. 利用带子固定膝部；b. 治疗师用手固定膝部。

③ 滑面辅助主动运动：在光滑的板面上利用撒滑石粉或固定小滑车等方法减少肢体与滑板之间的摩擦力，也可通过垫毛巾或加大滑板的倾斜度

等方法加大摩擦力，患者在板上运动。此训练是在克服一定阻力下进行的，比徒手和悬吊的辅助方法难度有所提高。

④滑车重锤辅助主动运动：以上三种运动均是在水平面上进行的，而利用滑车和重锤辅助训练是在垂直面上进行的。利用滑车（图4-4-5）、重锤减轻肢体的自身重量，此方法适用于拮抗肌可拉起重锤的患者，且只适用于髋、肩、膝等大关节，不可用于手指、腕、肘和踝等小关节。

⑤浮力辅助主动运动：在水中进行运动训练，利用水对肢体的浮力或加上漂浮物减轻肢体重力的影响，进行辅助主动运动。

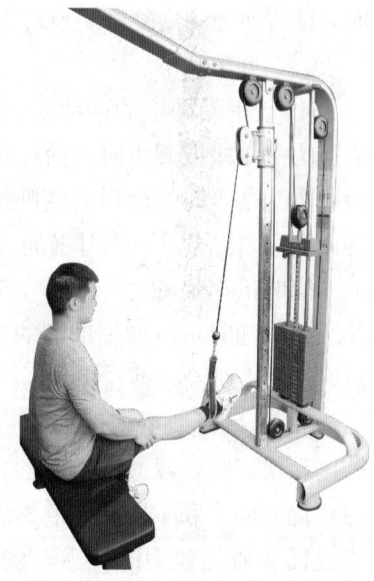

图4-4-5 滑车重锤辅助主动运动

2. 主动运动

（1）定义。患者主动以肌肉收缩形式完成的运动。运动时既不需要助力，亦不用克服外来阻力。

（2）方法。训练中应取正确的体位和姿势，将肢体置于抗重力位，防止代偿运动。

（3）适应证。适用于肌力达3级以上的患者。另外，运动的速度、次数、间歇等要根据患者的实际情况给予适当的指导。

3. 抗阻力主动运动

（1）定义。在肌肉收缩过程中，需克服外来阻力才能完成的主动运动。

（2）适应证。适用于肌力已达到4级或5级，能克服重力和外来阻力完成全关节活动范围运动的患者。

（3）方法。具体做法与辅助主动运动的形式相同，利用徒手、滑车、重锤、弹簧、重物、摩擦力、流体阻力等，但作用的方向相反。

①徒手抗阻力主动运动：固定位置与辅助主动运动形式相同，固定关节近端。阻力的方向与运动的肢体成直角，根据训练要求，阻力的部位与姿势应适当变换。加阻力时不可过急，宜缓慢，使运动中的肌肉收缩时间延长，2~3秒完成一次动作，开始时在轻微阻力下主动运动10次，然后加大阻力，使肌肉全力收缩活动10次，可做向心性等张收缩，也可做离心性等张收缩及等长收缩。训练时，对骨折患者要注意加阻力的部位和保护骨

折固定的部位，阻力也不要过大，以免影响骨折恢复。

② 加重物抗阻力主动运动（图 4-4-6，图 4-4-7）：直接用手拿重物或把重物固定在身体某部位进行练习。如膝伸展动作训练时利用荷重鞋将哑铃固定在脚上进行练习；锻炼股四头肌时做负重杠铃深蹲（图 4-4-6）；锻炼腹肌肌力时做负重卷腹（图 4-4-7）。

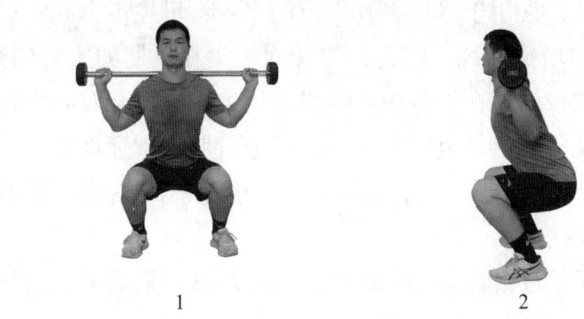

图 4-4-6　股四头肌肌力增强的抗阻训练

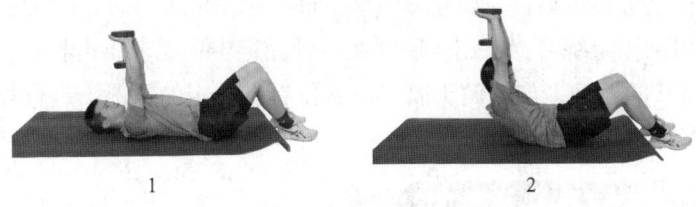

图 4-4-7　腹肌肌力增强的抗阻运动

③ 使用重锤与滑车抗阻力主动运动：此方法用重锤做阻力，用滑车改变牵引的方向，牵引方向与肢体应成 90°直角，肌肉可发挥最大力量。运动时速度不宜过快，肌肉收缩到极限后应停 2~3 秒，无论是向心或离心收缩，每个动作都要缓慢进行。

④ 利用弹簧抗阻力主动运动：用弹簧的弹性做阻力进行肌力锻炼。

4. 等长运动

（1）定义。肌肉收缩时，没有可见的肌肉缩短或关节运动，可用于肌力 2~5 级的患者。虽然肌肉没有做功（功 = 力 × 距离），但肌肉能产生相当大的张力，因此能增加力量。等长训练是增强肌力的最有效的方法。在训练的初期，为避免给损伤部位造成不良影响，可用此种运动方法进行肌力的增强训练。具体的训练方法为：指示患者全力或接近全力收缩肌肉并维持3~10秒，一般为保持6秒，每次训练进行3次，中间休息2~3分钟，每日训练一次。将肌肉收缩并维持6秒所加的最大重量称为1 RM，以1 RM为基准进行等长训练，应每周测定一次1 RM，再逐渐增加负荷的重量。

等长训练的优点：训练方法简单，患者易学；在家中容易进行，不需要购买任何器械；常用于术后石膏固定的患者，可在不引起疼痛的情况下立即进行肌力的增强训练。因此，等长训练常在早期的康复训练中应用。等长训练的缺点：由于在训练中需要患者用力憋气，会对心血管造成的负担很大；只能在关节活动范围内某一角度进行肌力增强训练，如要在关节活动范围内各个角度增强肌力，需在每个角度范围都进行肌力的加强训练，因此十分费力费时。

（2）适应证。根据肌力的恢复程度，从2~5级肌力的肌肉均可进行等长收缩运动训练。

（3）方法。

① 徒手等长运动：受训肢体不承担负荷而保持肌肉的等长收缩活动。

② 肌肉固定练习：适用于肢体在石膏固定中，要求肌肉收缩时不能引起任何关节的运动，如股四头肌在伸展位石膏固定的情况下进行等长收缩训练。

五、肌力训练注意事项

（一）选择适当的训练方法

适当的方法可有效增强肌肉的力量。应根据功能的需要和现有训练设备，选用适当的负荷量、肌肉收缩的类型、动作进行的频率、重复次数等。

（1）考虑增强肌力的训练目的，明确训练目的是加强肌肉的瞬间爆发力还是加强耐久力，是维持原肌力还是增加肌力。肌力强化的目的不同，训练的方法也不同。

（2）考虑肌力现有程度，增强肌力的效果与训练方法是否恰当直接相关。训练前，应先评定训练部位的关节活动范围和肌力，并根据肌力现有等级选择训练方法。

（3）关节活动是否受限，要考虑有无关节不允许活动的问题，如肌腱手术后、骨折后、石膏固定等。

（4）充分考虑有无疼痛、姿势与体位是否受限等。

（5）注意肌肉收缩运动形式的区别。

（二）选择合适的地点

肌力增强训练在任何地点都可进行，但应以环境安静、患者能集中精力训练以及便于调整训练体位和姿势的地点为宜，如病房、走廊等。

（三）注意调节阻力

增强肌力训练的关键点之一是阻力的施加及调整是否得当。

（1）部位。阻力通常加在需要增强肌力的肌肉附着部位远端，这样，较少的力量即可产生较大的力矩。通常加阻力的部位也要根据患者的状况来定。例如，当股四头肌肌力达到 4 级时，可在小腿的位置施加阻力；当肌力未达到 4 级时，可在小腿的上 1/3 处施加阻力或用两个手指的力量施加阻力；当肌力比 4 级稍强时，可在踝关节处施加阻力。

（2）方向。阻力的方向总是与肌肉收缩使关节发生运动的方向相反。

（3）强度。每次施加阻力的强度应平稳、非跳动性，并能使患者顺利完成全关节活动范围的活动。

（4）下列情况时，可降低阻力或改变施加阻力的部位。患者不能完成全范围的关节活动；加阻力的部位疼痛；肌肉出现震颤；出现替代或代偿性运动。

（四）掌握正确的运动量

每次训练均要引起一定程度的肌肉疲劳才能达到增强肌力的目的，但原则上以训练后的第二天不感到疲劳和疼痛为宜。若训练引起肌肉急性损伤，发生持续疼痛或引起肌力减退，则说明训练量过大。因此，训练量应根据患者的身体状况，从较小的负荷开始，然后逐渐增大。

六、肌力训练的临床应用

（一）垫上长坐位的保持训练

1. 静态平衡的保持

患者长坐位（即坐时要求膝部保持伸直），在前方放一姿势镜，治疗师位于患者身后给予一定的保护,指示患者将双上肢从前方、侧方抬起至水平位,保持长坐位,或指示患者将双手从前方举起过头顶,保持长坐位。

2. 动态平衡的保持

待患者可独立保持静态长坐位平衡后,可进行长坐位的动态平衡训练,如治疗师与患者可进行抛球的训练,以增加维持长坐位平衡的能力,同时可强化患者双上肢、腹背肌的肌力及肌耐力。

(二)垫上支撑训练

患者坐于垫上,保持长坐位,双手放在垫上,头及躯干尽量向前方倾斜,双手向下用力将臀部抬起,并保持在此体位6秒(图4-4-8)。此训练可加强双上肢及背肌的力量。

(三)垫上翻身训练

患者双手互握,两上肢上举,尽力向身体两侧摆动,利用摆动的惯性将身体翻向一侧(图4-4-9)。此训练可加强胸大肌的肌力,使患者顺利完成床上翻身动作。

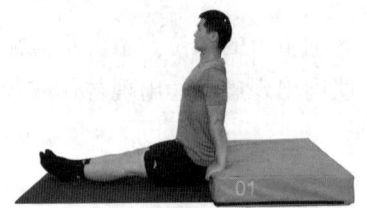

图4-4-8 垫上支撑训练

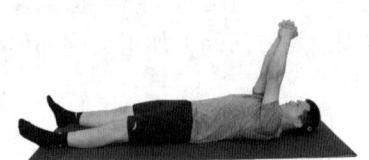

图4-4-9 翻身时双手用力左右摆动

(四)腹背肌加强训练

患者仰卧位,在治疗师的帮助下进行仰卧起坐的训练,可加强腹肌的肌力。患者也可通过自身上肢的姿势变化来加强训练的难度。患者垫上俯卧位,双上肢后伸,治疗师拉住患者双手帮助其抬起上身呈反弓状,如此反复训练可加强患者背肌的力量。

(五)利用重物强化肌力的训练

患者仰卧位,在腕关节的上方绑上沙袋或双手抓握哑铃来提高上肢的肌力。此方法常用于强化患者的胸大肌、三角肌前束和侧束以及肱二头肌和肱三头肌等肌肉的力量。

第五节 平衡功能训练

一、概述

平衡能力是指人体能够处于一种稳定状态以及不论处在何种位置,当运动或受外力作用时,能自动地调整并维持姿势的能力,即当人体重心垂线偏离稳定的支撑面时,能立即通过主动的或反射性的活动使重心垂线返回到稳定的支撑面内的能力。平衡功能训练是指通过一系列专门训练来提高个体的平衡能力,包括身体姿势控制、身体稳定性、动态和静态平衡等方面的能力。

二、平衡功能训练的原理

1. 依据

人体具有的保持身体位置稳定的能力即稳定力。可使身体在最小的摆动下保持姿势,在随意运动中能调整姿势,能安全有效地对外来干扰作出反应,即动态稳定性。例如,在中风患者中,这三大因素皆有可能受损而导致平衡失调。当人身体失去平衡时,身体会自然发生平衡反应,如身体往相反方向倾倒,将上肢或下肢伸展或踏出一步,以恢复平衡,防止跌倒,这些复杂的反应是由中枢神经和肌肉及骨骼系统控制的。

2. 分类

平衡可分为静态平衡和动态平衡。

(1)静态平衡。作用于物体上的合力或合力力矩为零时,物体没有线加速度和角加速度,此时物体保持平衡、静止或匀速运动。

(2)动态平衡。在外力作用于人体时,人体需要不断调整自己的姿势来维持新的平衡,主要依赖于肌肉的等张收缩来完成,如在平衡板上的站立训练(图4-5-1)。

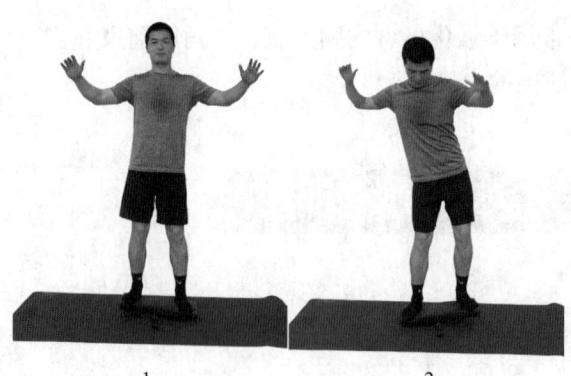

图 4-5-1 平衡板上的站立训练

3. 影响平衡能力的条件

日常生活动作的完成,很大部分都要依赖于静态平衡和动态平衡的维持能力。静态平衡是动态平衡的基础,没有静态平衡的稳定,就没有动态平衡的发展。好的平衡能力,需要具备下列条件,损伤以下任一条件,都会影响平衡能力:① 视觉;② 前庭功能;③ 本体感受效率;④ 触觉的输入和敏感度,尤其是手部和足部;⑤ 中枢神经系统的功能;⑥ 视觉及空间感知能力;⑦ 主动肌与拮抗肌的协调动作;⑧ 肌力与肌耐力;⑨ 关节的灵活度和软组织的柔韧性。

4. 支撑面的影响

支撑面的改变直接影响着维持平衡的能力。支撑面大,体位稳定性好,容易维持平衡。反之,随着支撑面的变小,身体重心的提高,体位的稳定就需要较强的平衡能力来维持。如图 4-5-2 为跪姿(瑞士球)支撑时人体前后、侧方倾斜的反应。

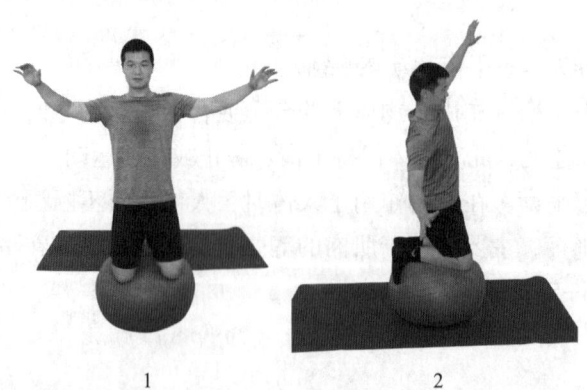

图 4-5-2 跪姿(瑞士球)时前后、侧方倾斜

5. 平衡反应的特点

维持正常平衡能力的生理基础是身体的平衡反应，主要包括仰卧位和俯卧位时的倾斜反应、坐位时头颈及上肢的保护性伸展反应和立位时下肢移动及跳跃反应。平衡反应使人体在任何体位时均能维持平衡状态，它是一种自主的反应，受大脑皮质的控制，属于高级水平的发育性反应。当人体突然受到外界刺激引起重心变化时，四肢和躯干会出现一种自主运动，以恢复重心到原有稳定状态。例如，当患者坐位或立位时突然被推，全身平衡状态会发生变化，此时会不自主地伸出上肢或移动下肢以恢复原来的平衡状态。当患者能在稳定的平面上完成平衡反应时，再让其站到可移动的平面上，通过身体移动或倾斜可引出平衡反应，如平衡板上的平衡训练。

三、徒手平衡功能评定

徒手平衡功能的临床评定方法主要有观察法和测试法。

（一）观察法

1. 静态平衡

（1）睁眼保持坐位，闭眼保持坐位。

（2）睁眼保持立位，闭眼保持立位。

（3）双足并行站立，足跟碰足尖双足站立。

（4）单脚交替支撑站立。

2. 动态平衡

（1）保持坐位、立位时，推动患者让其头颈上肢躯干在移动的情况下保持平衡。

（2）足跟碰足尖走直线，走标记物。

（3）侧方走，倒退走，走圆圈。

（二）测试法

1. 静态平衡

（1）单腿站立，另腿悬于一侧，双手叉腰保持10秒，另侧下肢再重复相同动作。此方法可测试患者的直立平衡能力。

（2）患者用健腿站立，将另一条腿放置于健腿的内侧膝关节部位，双手交叉放在腰部，指示患者闭眼，然后将负重腿的足跟抬起离开地面并尽可能长时间保持此体位不动。治疗师应准确记录下患者保持的时间，以记录评定情况。

（3）患者一足立于棍上（尺寸：3厘米×3厘米×32厘米），可与棍的纵轴方向交叉，也可与棍的纵轴方向一致，测试患者是否能保持此体位。

2. 动态平衡

（1）让患者在9个相同长度和高度但宽度不同的平衡木上（16~1厘米宽）行走，首先在较宽的平衡木上行走，再进展至最窄的。要求患者双手叉腰，以足跟抬起足尖着地的方式行走。

（2）指示患者向侧方固定地点跳跃，然后弯腰移动地上物体，让患者保持此体位最少5秒。此测试可检查患者的跳跃能力和落地的准确性及躯干的平衡能力。

四、利用仪器的平衡功能评定

1. 力学平板

使用电脑化平衡仪进行功能评定。力学平板主要分析患者的重心位置和肢体受力点的匀称度，以及重心转移能力和对重心扰乱的反应。

2. 人体活动分析系统

利用一些反光物质指示器放置于各关节上作为参考点，并用电脑化录像系统捕捉患者行走时各关节的活动情景，分析健肢与患肢的活动差别，再加以训练。

3. 平衡静态姿势图

平衡静态姿势图是利用计算机控制的重心平衡仪，测定与平衡相关的姿势图的5种参数（轨迹长度、轨迹总面积、平均摆速、前后摆速、左右摆速），以此来评定患者的平衡能力。

五、平衡功能训练方法

平衡功能训练是一种通过改善身体平衡能力来提高整体协调性和稳定性的训练方法。平衡功能训练可以锻炼身体各个部位的肌肉和提升神经系统对身体位置的感知。平衡功能训练主要包括静态平衡训练和动态平衡训练，这里主要介绍几种动态平衡训练。

1. 长坐位动态平衡训练

患者坐在稳定的椅子上，治疗师可位于患者的前方，与患者进行抛球、传球的训练，还可从各个方向各个角度向患者抛球，也可加强抛球的力度来增加训练的难度。此训练不但可加强患者的平衡能力，也可强化患者上肢、腹背肌的肌力及肌耐力。

2. 坐位动态平衡训练

坐位是人类运动中一个重要的功能姿态，为了获得更好的功能能力，需要进行和强化坐位的动态平衡训练，如从坐位站起到站立位、躯干左右侧屈、躯干前屈和左右旋转运动的练习。此外，为了增强训练的趣味性，可以与患者进行抛球、传球、套圈的练习。

3. 跪位动态平衡训练

跪位动态平衡训练是站立位平衡训练的过渡，待患者已经具有了双膝跪位维持平衡的能力后，可进行身体重心的前后移动动作；然后再训练患者单膝跪位平衡，如让患者把一侧下肢抬起的动作；最终是要在单膝立位平稳地过渡到站立位。

4. 站立位动态平衡训练

站立位的动态平衡训练通常也被认为是协调功能训练，是在挑战平衡的基础上完成一定的动作任务，如在站立位完成接球、抛球和套圈；在单脚站立的条件下，对侧下肢完成不同方位触碰物体的练习。同样，在完成这些训练时，也可加入部分平衡器材增加难度，如单脚站立于平衡垫上进行接球、抛球和套圈；单脚站立于平衡垫上进行不同方位触碰物品的练习等。

第六节 本体感神经肌肉易化法

一、概述

本体感神经肌肉易化法（proprioceptive neuromuscular facilitation，PNF）是利用牵张、关节压缩和牵引、施加阻力等本体刺激和应用螺旋、对角线运动模式来促进运动功能恢复的一种治疗方法。螺旋、对角线型的运动模式是PNF技术的基本特征。本体感即提供躯体运动和体位信息的感觉；神经肌肉即运动康复中涉及的神经和肌肉；易化即实现更好的肌肉运动效果。

二、神经生理学的基本原理

（一）交互神经支配

主动肌兴奋的同时伴随着拮抗肌的抑制。当主动肌收缩的时候，肌梭的纤维将兴奋信息传送到运动神经元，同时将抑制信息传送到拮抗肌。在人体的协调活动中，交互神经支配是必要的组成部分。

（二）连续性诱导

在主动肌强烈兴奋过后可以引起拮抗肌的兴奋。治疗时可通过拮抗肌的收缩促进另一个运动模式的展开。例如，患者在做伸肘的过程中给予阻力，到关节活动的末端，嘱患者连贯不间断地做伸肘动作，相对来说，患者容易做到一些，这就是应用了连续性诱导的原理。

（三）扩散和强化

扩散是指肌肉组织受到刺激后所产生的反应扩散至其他肌肉组织的现象。此种反应可以诱发或抑制肌肉的收缩和动作模式的出现；强化是通过对较强肌肉活动阻力的施加，使其所产生反应的强度增加或影响范围扩大。例如，通过对双侧髋关节屈曲施加阻力，引起腹部肌肉产生收缩等。

（四）后续效应

后续效应即停止刺激后，其反应仍会持续。随着刺激强度及时间的增加，延续的作用也随之增加。例如，嘱患者握哑铃，做屈肘静力收缩，当进行了一段时间的锻炼后，患者肌力的增加就是后续效应的结果；当给患者哑铃重量增加，或者握哑铃的时间延长，患者肌力增加的效果更加明显，这也是后续效应的结果。

（五）时间总和

在特定的时间内，连续阈下的刺激的总和造成神经肌肉的兴奋。

（六）空间总和

同时在身体的不同部位给予阈下的刺激，这些刺激可以相互加强引起神经肌肉的兴奋。

三、PNF 基本技术及操作方法

(一) 基本技术

1. 手法接触

治疗师在进行治疗时,最好能够直接接触患者的皮肤,以便更好地刺激本体感受器,治疗师手的方向与患者肢体的方向相反,通过压力的方向引导动作的进行。在 PNF 治疗中,几乎所有的动作都要求治疗师保持蚓状握法,所谓蚓状握法就是当蚓状肌收缩的时候,掌指关节屈曲,近端、远端指间关节伸展,保持这种手形能为治疗师控制运动提供良好的作用,并且不会因为挤压而造成患者的疼痛。

2. 牵拉和挤压

牵拉是指通过缓慢、持续的拉伸来增加肌肉和软组织的伸展性。在 PNF 技术中,通常采用主动或辅助牵拉的方式,即主动或被动地对抗阻力和弹力,以增加肌肉和软组织的长度。这种牵拉可以刺激关节周围的感受器,促进神经肌肉系统的兴奋性,提高肌肉的收缩力量和灵活性。

与牵拉相反,挤压是指通过收缩肌肉和软组织来产生压力和挤压。在 PNF 技术中,通常采用等长挤压的方式,即肌肉在收缩时保持长度不变,以增加肌肉和软组织的紧张度和压力。这种挤压可以刺激肌肉内的感受器,促进血液循环和淋巴回流,缓解肌肉疲劳和僵硬。

在 PNF 技术中,牵拉和挤压通常结合使用,以刺激肌肉和神经系统的交互作用。例如,在 PNF 的等长收缩阶段,先进行主动或辅助牵拉,然后进行等长挤压,以促进肌肉的兴奋和收缩。这种方法有助于提高肌肉力量、柔韧性和协调性,缓解肌肉疼痛和僵硬等症状。

需要注意的是,牵拉和挤压的力度和时间需要根据个体情况和治疗目标进行适当控制。过度牵拉或挤压可能导致肌肉不适或损伤,因此需要在专业医师或理疗师的指导下进行。

3. 牵伸

对关节进行牵拉可增加关节间的间隙,使关节面分离激活关节感受器,刺激关节周围的肌肉收缩,一般来讲,牵伸主要用于关节的屈曲运动。

4. 阻力

大多数 PNF 技术都是从阻力的疗效中发展起来的,在肌肉收缩时,给予阻力,肌肉对大脑皮质的刺激增加,由抗阻产生的主动的肌肉紧张是最有效的本体感觉刺激,而且还可以通过本体反射影响同一关节和相邻关节协同肌的反应。PNF 技术强调"最大阻力",但要从患者的实际情况出发,"最大阻力"应是患者能够接受的,可平稳移动或维持等长收缩的最大阻力,不要因为阻力过大而完不成动作,导致患者丧失信心。此外,阻力不能引起疼痛和不必要的疲劳。

5. 口令

口令的目的是要患者知道动作该如何做和何时做。治疗师在适当的时候发出口令,可刺激患者的主动运动,提高动作完成的质量。口令要简短、清晰、精确,并与动作的要求相配合。当要求最大运动反应时,可以给予高声命令;鼓励进行平衡运动时,应采用柔声细语,口令应简短明了。常采用的两个词组是:"用力"和"放松"。预备口令要清楚明白,动作中口令必须简短、准确,时间应掌握好,纠正的口令要及时、准确、达到目的。

6. 时序

时序是指运动发生的先后次序。正常的运动发生过程应该先出现近端的控制,然后向远端发展,而正常的运动顺序是从远端到近端发生的,所以在治疗过程中,应先易化远端肌肉收缩,再易化近端的肌肉收缩。

7. 视觉刺激

来自视觉系统的反馈能促进更用力的肌肉收缩,可以协助患者控制动作。治疗时,治疗师要告诉患者注视运动侧肢体的远端,通过视觉刺激来帮助患者控制肢体的位置和运动,提高注意力,还可以通过变换患者颈部的位置以利于动作的完成,带动躯干的肌肉收缩。

8. **治疗师姿势和身体力学**

治疗师所处的位置与预定运动方向一致的时候可以更有效地控制患者的运动。治疗师的身体应该和正确的运动和力保持在同一直线,为了正确对齐,治疗师的肩和骨盆应该面向运动的方向,手和手臂也应该和运动的方向一致,双脚分开成"丁"字步,与运动方向保持一致。治疗师的前脚指向运动的方向,可进行下肢灵活地屈伸动作;后脚的主要功能是当治疗师重心后移时,起到稳定身体的作用。双脚的位置或"丁"字步的指向要随着运动方向的改变而转换。另外,治疗师还应合理地利用自身的体重给患者实施一个较长时间，并给予一定阻力的治疗，尽可能放松手臂与手，用以及时感受患者身体对运动完成的反应，同时还要让自己的背部尽可能地直立，不致产生过度疲劳或损伤。

（二）特殊手法

1. 节律性启动

治疗师先从被动活动患者肢体开始，通过口令来调整节律；要求患者按照一定的方向开始主动运动，反方向的运动由治疗师完成；练习数次后，等患者掌握节律之后，治疗师再施加阻力，让患者抗阻力完成运动。其目的是帮助启动运动，改善运动的协调和感觉，使运动的节律趋于正常。

2. 等张组合

患者做主动抗阻运动，在关节活动度末端，治疗师让患者停留在这一位置。当达到稳定后，治疗师让患者缓慢地向起始位运动（离心性收缩）。在不同的肌肉活动之间没有放松，并且治疗师的手保持在相同的位置。其目的是控制和协调主动运动，增加主动的关节活动范围，增加肌力，以及控制离心性运动中的功能性训练。

3. 拮抗肌反转

治疗师在患者运动的一个方向施加阻力至理想活动范围的末端时，远端的手迅速转换方向，诱导患者向着相反的方向运动，且不伴有患者动作的停顿或放松。其目的是增加主动的关节活动范围，增加肌力，发展协调性，预防或减轻疲劳。

4. 节律性稳定

治疗师抵抗主动肌群等长收缩，患者保持相应的姿势不变且不尝试运动。随着患者抵抗力不断增加，慢慢增加阻力。当患者完全反应时治疗师移动一只手开始抵抗远侧的拮抗运动，转变阻力时治疗师与患者均不放松。缓慢增加新的阻力，患者开始反应时治疗师也移动另一只手抵抗拮抗运动。其目的是增加肌力，增加关节的稳定和平衡。

5. 反复牵拉

通过在起始范围或全活动范围中的某一部分或全部对肌肉反复进行牵拉刺激，从而在肌肉被拉长（起始位）或收缩紧张状态下（全范围中）拉长肌肉的张力加拍打引出牵拉反射，达到提高主动肌收缩能力与扩大增加主动关节活动范围的目的。

6. 收缩—放松

先将受限的肢体放置在被动关节活动范围的末端,要求对受限制的肌肉或模式进行强烈收缩。在肌肉收缩维持6~10秒后,让患者充分地放松肢体,再将受限的肢体放置在新的关节活动范围的末端,重复上述的动作,直到不能获得更大的关节活动范围。其目的是强力收缩后使肌肉放松,在无痛范围内可增加关节的活动范围,牵伸僵硬的肌肉、肌腱等。

7. 保持—放松

治疗师先活动患者的关节至终端或受限处,施加阻力并缓慢增加,患者抗阻力做等长运动6~10秒,然后逐渐放松;治疗师再活动患者的关节至新的终末端,重复上述步骤。其目的是增加被动的关节活动范围,降低疼痛。

8. 重复

将患者调整在活动结束的位置,并在该位置保持,此时所有主动肌均缩短,同时治疗师提供适当的抵抗;让患者放松,使患者被动地短距离回到相反的方向,然后让患者回到结束的位置。每次重复运动时,应进一步向运动起始位置移动,使患者挑战更大范围的运动。

四、基本运动模式

(一)上肢 PNF 技术

1. 上肢 D1F 运动模式

起始位:上肢 D1E 运作模式的最终位。

手法操作:近端手置于患者手掌的中部,给予手指、腕关节屈曲与前臂旋后动作的阻力。远端手置于患者上臂的上、内侧,给予肩关节屈曲、内收、外旋三个方向动作的阻力。

终止位:上肢 D1F 运动模式的最终位。

2. 上肢 D1E 运动模式

起始位:上肢 D1F 运动模式的最终位。

手法操作:近端手置于患者上臂的下、外侧,给予肩关节伸展、外展、内旋三个方向动作的阻力。远端手置于患者手背部,给予手指与腕关节伸展、前臂旋前动作的阻力。

终止位:上肢 D1E 运动模式的最终位。

3. 上肢 D2F 运动模式

起始位：上肢 D2E 运动模式的最终位。

手法操作：近端手置于患者手的背部，给予手指、腕关节伸展与前臂旋后动作的阻力。远端手置于患者上臂的上、外侧，给予肩关节屈曲、外展、外旋三个方向动作的阻力。

终止位：上肢 D2F 运动模式的最终位。

4. 上肢 D2E 运动模式

起始位：上肢 D2F 运动模式的最终位。

手法操作：近端手置于患者上臂的下、内侧，给予肩关节伸展、内收、内旋三个方向动作的阻力。远端手置于患者手掌的中部，给予手指、腕关节屈曲与前臂旋前动作的阻力。

终止位：上肢 D2E 运动模式的最终位。

（二）下肢 PNF 技术

1. 下肢 D1F 运动模式

起始位：下肢 D1E 运动模式的最终位。

手法操作：近端手置于患者膝关节内侧，给予髋关节内收、外旋、屈曲动作的阻力。远端手置于患者足背部，给予足背屈与内翻动作的阻力。

终止位：下肢 D1F 运动模式的最终位。

2. 下肢 D1E 运动模式

起始位：下肢 D1F 运动模式的最终位。

手法操作：近端手置于患者膝关节外侧，给予髋关节外展、内旋、伸展动作的阻力。远端手置于患者足底，给予足跖屈与外翻动作的阻力。

终止位：下肢 D1E 运动模式的最终位。

3. 下肢 D2F 运动模式

起始位：下肢 D2E 运动模式的最终位。

手法操作：近端手置于患者膝关节外侧，给予髋关节外展、内旋、屈曲动作的阻力。远端手置于患者足背，给予足背屈与外翻动作的阻力。

终止位：下肢 D2F 运动模式的最终位。

4. 下肢 D2E 运动模式

起始位：下肢 D2F 运动模式的最终位。

手法操作：近端手置于患者膝关节内侧，给予髋关节内收、外旋、伸展动作的阻力。远端手置于患者足底，给予足跖屈与内翻动作的阻力。

终止位：下肢 D2E 运动模式的最终位。

五、适应证与禁忌证

（一）适应证

（1）用于能引起关节挛缩僵硬的伤病，如骨折固定后、关节脱位复位后、关节炎等（特别是类风湿性关节炎）。

（2）肢体瘫痪，如脊髓损伤后的四肢瘫痪、截瘫等。

（二）禁忌证

（1）肌肉、肌腱、韧带有撕裂。

（2）骨折未愈合。

（3）肌肉、肌腱、韧带、关节囊或皮肤手术后初期。

（4）心血管病患者不稳定期，如心肌缺血、心肌梗死。

（5）深静脉血栓。

（6）关节旁的异位骨化。

思考与作业

1. 肌力训练包括几种方法？请举例说明。
2. 简述关节运动的基本概念。
3. 简要介绍关节松动术的分类。
4. 简要说明本体感神经肌肉易化法（PNF）的适应证和禁忌证。

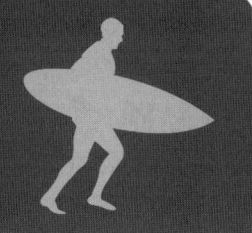

第五章

颈部、躯干部损伤康复技术

本章导言

在现代社会，人们的生活方式发生了显著转变，与此同时，一系列健康问题也随之而来，这些问题已然成为影响生活幸福感的重要因素。随着工作模式的改变，长期伏案工作成为许多人的常态。在这种情况下，脊柱健康逐渐受到人们的高度关注。颈椎、胸椎、腰椎作为脊柱的重要组成部分，一旦出现病变，便会对人体产生巨大影响。本章详细阐述多种常见颈部和躯干部相关病症的康复治疗方法，包括落枕、挥鞭伤、项背筋膜炎、胸大肌拉伤、胸廓出口综合征、菱形肌损伤、腰肌劳损、椎间盘突出症以及骶髂关节功能障碍等。

第五章 颈部、躯干部损伤康复技术

学习目标

知识目标：

1. 了解颈部和躯干部的解剖结构。

2. 熟悉颈、胸、腰、骶各部位常见的损伤的原因及其临床表现。

3. 掌握颈、胸、腰、骶各部位运动损伤的康复治疗方法。

能力目标：

1. 能够对颈、肩部损伤，如落枕、挥鞭伤、项背筋膜炎进行康复治疗与恢复训练指导。

2. 能够对胸背部运动损伤，如胸大肌拉伤、胸廓出口综合征、菱形肌损伤进行康复治疗与恢复训练指导。

3. 能够针对腰骶部损伤，如腰肌劳损、椎间盘突出症、骶髂关节功能障碍进行康复治疗与恢复训练指导。

素养目标：

1. 培养严谨务实的学习态度，勇于实践、勇于创新的优良品质。

2. 培养语言表达能力，能够与患者进行良好的沟通交流。

第一节 颈部损伤康复技术

一、颈部的解剖结构

(一)颈椎结构特点

颈椎上承颅骨,下接胸椎,共7块。分别为:寰椎、枢椎、第3~7颈椎。由椎间盘和韧带相连,形成向前凸的生理弯曲。颈椎椎体较小,横截面呈椭圆形,但灵活性最大、活动频率最高,是负重较大的节段。相邻椎骨上下切迹围成椎间孔,有脊神经和血管通过(图5-1-1)。

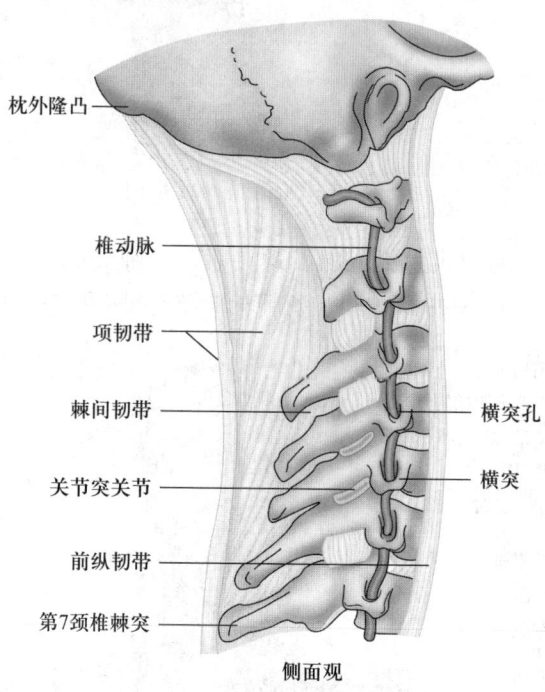

图5-1-1 颈部解剖侧面观

（二）颈部相关骨骼肌及其运动特点

颈部的运动模式有6种，分别为前屈、后伸、左侧屈、右侧屈、左侧旋转、右侧旋转。

颈部前屈：主动肌为胸锁乳突肌、斜角肌，正常范围为0°~50°，受副神经及第2、第3颈神经前支支配（图5-1-2）。

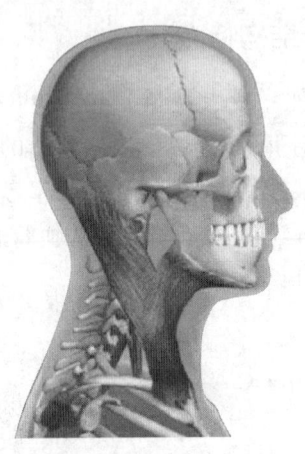

图5-1-2　颈部前屈主要肌肉

颈部后伸：主动肌为斜方肌、颈夹肌、肩胛提肌，正常范围为0°~80°，受副神经、第6~8颈神经、肩胛背神经支配（图5-1-3）。

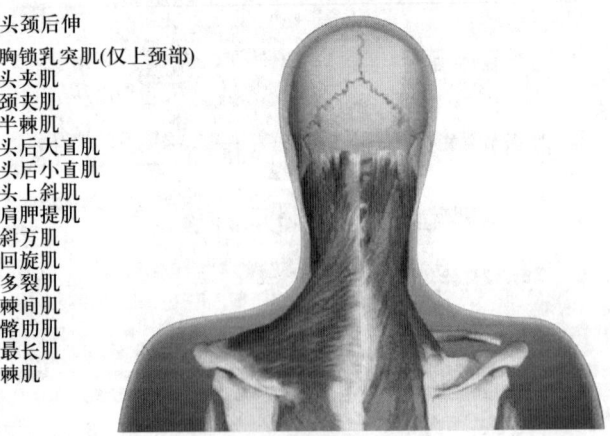

图5-1-3　颈部后伸主要肌肉

颈部侧屈：主动肌为斜方肌、斜角肌、胸锁乳突肌、肩胛提肌，正常范围为 0°~45°，受副神经、第 2~3 颈神经和第 5~6 颈神经前支、肩胛背神经支配（图 5-1-4）。

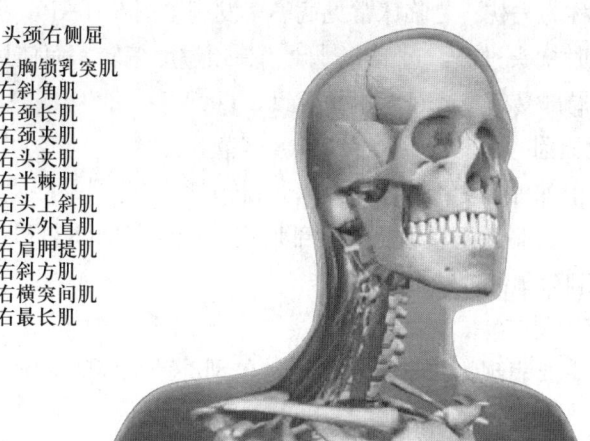

图 5-1-4　颈部侧屈主要肌肉

颈部旋转：主动肌为胸锁乳突肌、颈夹肌、肩胛提肌，正常范围为 0°~70°，受副神经、第 6~8 颈神经和肩胛背神经支配（图 5-1-5）。

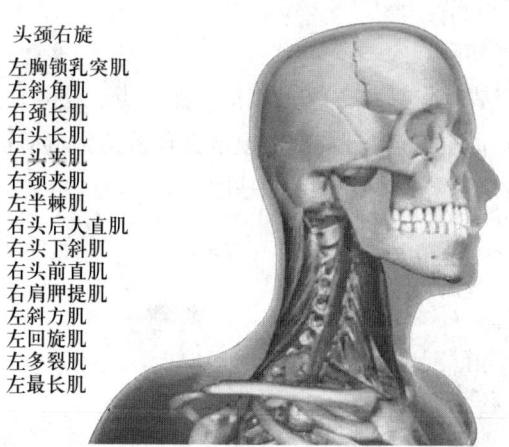

图 5-1-5　颈部旋转主要肌肉

二、落枕

1. 定义

落枕又称为失枕,是临床常见病、多发病(图 5-1-6)。多因头部姿势不当、睡眠时枕头过高、过低、过硬、头颈过度偏转,而使局部肌肉处于过度紧张或局部受寒,或轻度扭伤所致。

2. 发病原因

落枕产生的原因是颈部肌肉、韧带长时间的劳损,产生了肌肉痉挛,颈神经根后支受刺激而反射至颈项部肌肉,产生肌肉痉挛和颈部疼痛,颈椎间盘病变刺激颈部神经根所致。

3. 临床表现

临床上主要表现为颈部疼痛、活动欠利、颈部姿势异常、头常歪向患侧等。

4. 康复治疗

在落枕的手法治疗中一般应遵循"松、顺、动、通"的四字原则。

"松"即放松肌肉。

"顺"即理顺筋脉。

"动"即活动关节。

"通"即疏通痹阻。

落枕(手法)

(1)放松手法(图 5-1-7)。运用滚、按、点、揉等轻柔类手法,放松痉挛僵硬的颈肩部肌群,促进局部的血液循环,达到疏通经络,宣通气血,解痉镇痛的效果,为下一步手法打下基础。

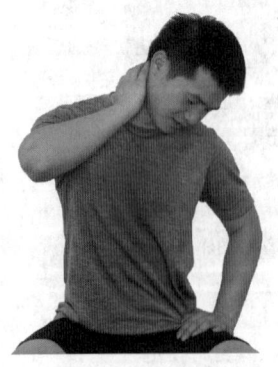
图 5-1-6 落枕

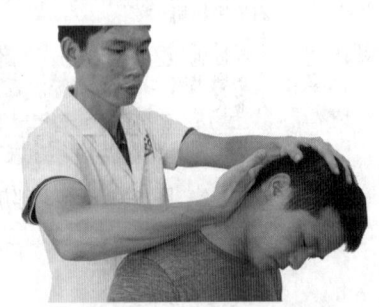
图 5-1-7 落枕放松手法

（2）扳法（图5-1-8）。

① 颈项部斜扳法：患者头部略向前屈，治疗师一手抵住患者头侧后部，另一手抵住对侧下颌部，使头向一侧旋转至最大限度时，两手同时用力做相反方向的扳动。

② 旋转定位扳法：患者坐位，颈前屈到某一需要的角度后，治疗师在其背后，用一肘部托住其下颌部，手则扶住其枕部，向右扳则用右手，向左扳则用左手，另一手扶住患者肩部。托扶其头部的手用力，先做颈项部向上牵引，同时帮助患者头部做被动向患侧旋转至最大限度后，再做扳法。

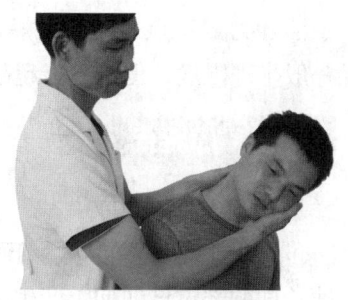

图5-1-8 落枕扳法

（3）善后手法（图5-1-9）。以提法、拿法等为主，主要是放松颈肩部肌群，进一步解除肌肉痉挛，改善血液循环，增加局部血液供应，消除软组织炎性反应，从而起到疏风通络、消肿止痛、调和气血的作用。

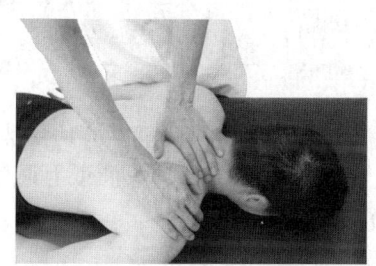 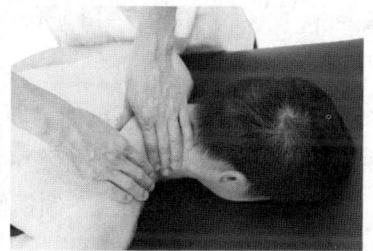

图5-1-9 落枕善后手法

5. 注意事项

（1）明确诊断，拍摄颈椎X光片以排除骨质破坏性病变，如肿瘤/结核等。

（2）严格掌握适应证与禁忌证。

（3）对颈椎间隙感染、椎体骨髓炎、颈椎先天性畸形、椎体骨桥形成、发育型颈椎管狭窄和脊髓型颈椎病等禁用手法治疗。

（4）对伴有严重心血管机能不全、老年人高血压、动脉硬化、心律失常等患者慎用手法治疗。

（5）在施行手法时，宜在患者正常的被动活动范围结束时增大活动度，手法加力的特点是轻快、短促、随收随发，使颈部活动在力的推动下超过一般生理限度，但绝不能超越解剖极限。

三、挥鞭伤

1. 定义

挥鞭伤是一种易发生于颈部的损伤，该损伤常由于突然加速或突然减速（即颈部过度屈伸）产生（图5-1-10）。挥鞭伤可能导致颈部肌肉劳损，或颈部韧带扭伤，同时还可以导致神经损伤或颈椎骨折，常见于赛车、马术、橄榄球、美式足球、滑雪、冰球和足球运动。

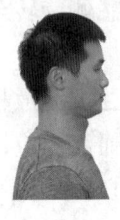 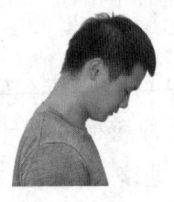 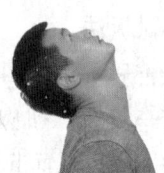

1　　　　　　　2　　　　　　　3

图5-1-10　挥鞭伤

2. 临床表现

颈部及背部出现疼痛感可能为断续隐痛，这种疼痛感可能在损伤一段时间后才出现，肩部出现牵涉痛，两臂可能有麻木感，头痛或有眩晕感，可能出现视线模糊，可能出现下颌损伤及功能紊乱。

3. 康复治疗

急性损伤：

（1）立即就医确认是否有颈椎骨折、神经损伤及脑震荡。

（2）休息，停止正常体育活动。

（3）损伤后24小时内冰敷。

（4）标准抗炎治疗。

急性损伤后：

（1）运动按摩（急性阶段后才可进行按摩）。

（2）寰椎矫正治疗（图5-1-11）。

（3）在没有疼痛感的前提下，患者应逐渐增加颈部各个方向的活动范围。

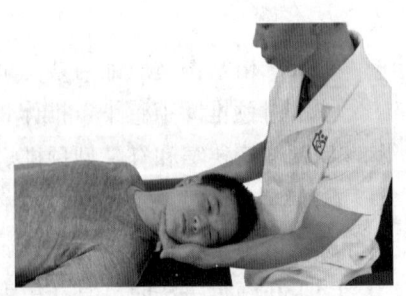

图5-1-11　寰椎矫正治疗

（4）矫正训练的主要目的是提高患者上半身肌肉的平衡性，帮助其逐渐恢复训练（康复期末）及比赛。

挥鞭伤一般所需要的恢复时间为3~90天。

4. 锻炼方法

拉伸运动：在没有疼痛感的前提下，患者应活动并拉伸所有颈部、肩部、背部及躯干上部的肌肉，适应后逐渐增大拉伸幅度，具体拉伸肌肉因人而异（图5-1-12）。

强化力量：患者应针对颈部、肩部及背部所有力量不足的肌肉进行力量练习，具体肌肉因人而异（图5-1-13）。

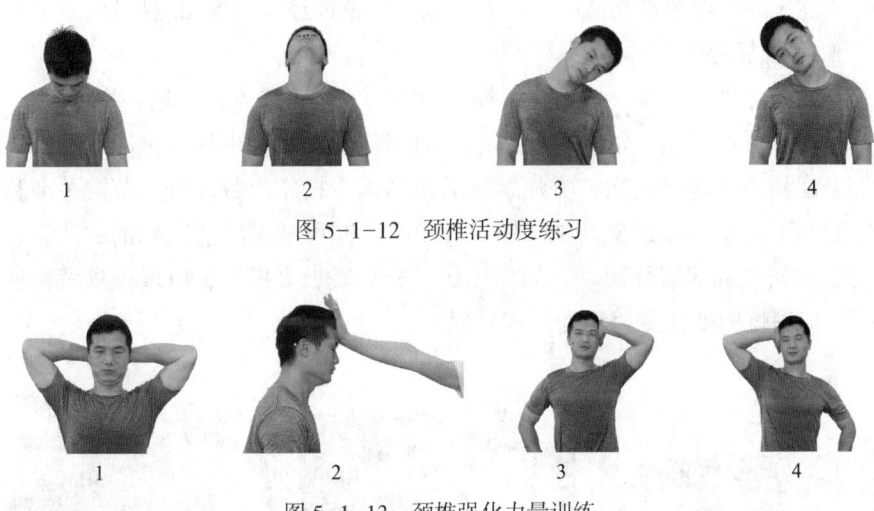

图5-1-12　颈椎活动度练习

图5-1-13　颈椎强化力量训练

四、项背筋膜炎

1. 定义

项背筋膜炎是由于软组织无菌性炎症引起颈、背、肩部等劳损，致多处发生疼痛、麻木症状的疾病，又称为项背纤维织质炎、肌纤维炎、肌筋膜炎、软组织劳损。病变常致局部疼痛、僵硬、运动障碍或软弱无力等。常累及斜方肌、胸锁乳突肌和肩胛提肌等。

2. 发病原因

目前病因尚不明确，临床观察可能与外伤、劳损、受寒湿等因素有关，如长期伏案、工作紧张的脑力劳动者，长期在某种强制体位工作者，以及长期处于寒冷、潮湿环境者，慢性病患者等都是项背筋膜炎的好发人群。此外，感冒、麻疹等邪毒感染，入侵至肌筋膜亦可致下背部疼痛。

3. 临床表现

多发于中年女性，可能有外伤史，也可无明显诱因。表现为颈后基底部疼痛、酸胀、或向一侧或两侧肩背部放射。疼痛并非经常性，其严重程度常随气候的变化而改变，晨起或受凉后加重逢，阴雨天气则感项背部明显不适，而活动或遇暖后则疼痛可缓解。

局部无红肿现象，用力压迫或用手指提捏挤压受累肌肉时，可出现触痛，胸锁乳突肌、斜方肌和肩胛提肌最常受累，严重者局部肌肉紧张，有广泛性压痛，项背部功能受限，有时累及交感神经而出现相应症状。

4. 康复治疗

以局部进行按揉、搓擦、提捏、叩击法为主，痛点可以用一指禅手法，目的在于舒筋活络、活血通经，缓解肌肉痉挛而减轻疼痛，理顺肌纤维防止炎症粘连，每日一次，炎症缓解后逐渐减少按摩次数，有关节突关节移位者，可用推按法或旋转法（图5-1-14）。亦可通过功能锻炼的方法，主要是加强项背部锻炼活动，如做体操、五禽戏、太极拳，以增强项背部肌力，但锻炼时要注意避免受凉或感冒。

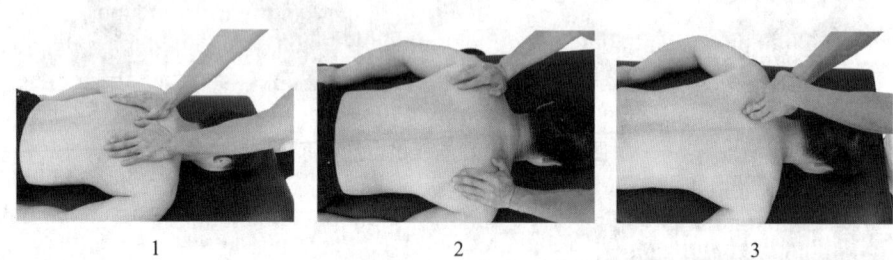

图 5-1-14　项背筋膜炎手法治疗

第二节　胸背部损伤康复技术

一、胸背部的解剖结构

胸背部是躯干的主要部分，躯干是由 12 块胸椎、12 对肋骨及 1 块胸骨及其周围肌肉、血管、神经构成，它们共同构成胸腔容纳脏器。

二、胸大肌拉伤

1. 定义

胸大肌位于胸廓前上部，起自锁骨内侧 2/3 段、胸骨前面和第 1~6 肋软骨前面。肌束向外侧集中，止于肱骨大结节嵴。胸大肌拉伤即为胸大肌发生一级、二级或三级拉伤，患者几乎集中于 20~50 岁的男性。

2. 发病原因

（1）力量运动，如举重，尤其是仰卧推举。

（2）接触性运动中的外力冲击等动作。

（3）应用类固醇可能会增加胸大肌拉伤的风险。

3. 临床表现

胸部及大臂部出现疼痛，患侧手臂虚弱无力，淤青。如肌肉完全撕裂会使皮肤表面形成凹陷。

4. 康复治疗

急性拉伤：

（1）损伤发生后的 24~48 小时应用 RICE 方法，避免发生进一步损伤。

（2）抗炎治疗。

急性拉伤后：

（1）运动按摩（图 5-2-1）。

（2）矫正训练，主要目的是提高患者上半身肌肉的平衡性，帮助其恢复训练（康复末期）及比赛，同时预防损伤再次发生。

（3）力量训练应从肌肉等长收缩训练开始，然后是向心收缩训练，最后是增加离心收缩训练，三级拉伤患者可能需要接受手术治疗。

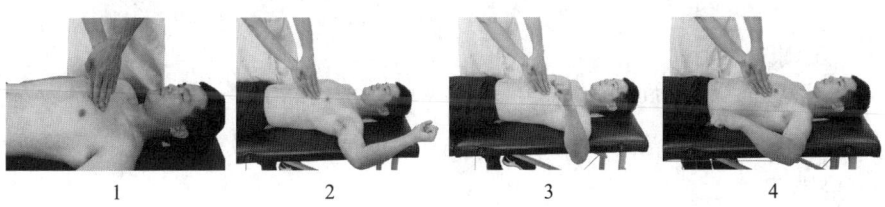

图 5-2-1　胸大肌拉伤运动按摩

5. 锻炼方法

拉伸运动：患者应该在没有疼痛感的前提下逐渐平缓地活动肩关节，患者应活动并拉伸所有颈部、肩部及背部区。具体拉伸的肌肉因人而异。

强化力量：患者应针对颈部、肩部及背部所有力量不足的肌肉进行力量训练，具体练习的肌肉因人而异。

三、胸廓出口综合征

1. 定义

胸廓出口综合征又称为臂丛神经血管卡压综合征，是臂丛神经及锁骨下动静脉在颈肩部胸廓出口区域受到各种先天或后天继发因素压迫所致的手及上肢部酸痛、麻木、乏力、肌肉萎缩及锁骨下动静脉受压等一系列临床症状的统称。

2. 发病原因

系颈肩部的运动损伤、过度训练、疲劳、颈肋、第1胸肋关节半脱位、前斜角肌变短和异常的纤维肌束等形成，会造成臂丛和锁骨下动静脉受压。

3. 临床分型

临床分为三种类型，即神经型、血管型、非典型型。神经型，占90%~95%，又分为臂丛神经下干型（临床最常见）、上干型和全臂丛受压型；血管型（分动脉型和静脉型占4%~8%）主要为锁骨下动脉及静脉受压；非典型型占1%~2%，包括假性心绞痛型、椎动脉受压型及交感神经刺激型。

4. 临床表现

好发于20~40岁的女性，患肢酸痛、不适、无力、怕冷、麻木感，手尺侧及前臂内侧感觉障碍，手指分开合拢无力，精细动作受限，手部肌肉萎缩。

5. 康复治疗

臂丛神经下干型胸廓出口综合征（臂丛神经的下干在胸廓出口处受到压迫）可通过物理治疗、作业治疗法、辅助器具治疗及运动疗法等方法进行治疗。

例如，可对胸口紧张肌肉进行软组织放松及被动牵伸，配合神经松动技术，增加神经组织供血。减轻神经组织粘连，早期（肌力为0—1级）可对腕和手指关节进行全范围、各轴向的被动运动，每天1~2次，以保持受累关节正常活动范围。恢复期（肌力为 2—3 级）可采用助力运动或采用减重下被动-主动运动，促进肌肉力量恢复。当肌力在 3 级以上时，可进行渐进性手内肌抗阻运动，以恢复肌力。若关节已有僵硬、挛缩等情况，可给予关节松动手法治疗，以改善关节活动度。

四、菱形肌损伤

1. 定义

菱形肌起于下位 2 个颈椎和上位 4 个胸椎棘突，止于肩胛骨内侧缘，位于斜方肌及上后锯肌的中间，有上提肩胛骨，使肩胛骨靠近脊柱内收及固定肩胛骨的作用。当菱形肌过度疲劳时，会引起菱形肌损伤。

2. 临床表现

菱形肌损伤压痛点多在沿脊柱的患侧或在肩胛沿的某一点上。如果菱形肌、斜方肌和上后锯肌损伤过重，在伤侧的肌区，拇指能触摸到条索样物并可"吱吱"作响声，触之疼痛。

3. 康复治疗

患者端坐于方凳或俯卧在床上，治疗师站立于患者背后，用拇指指腹或其余四指，沿脊柱患侧或肩胛，顺损伤部位，做反复按压、下滑动作（图 5-2-2）。连续 5~6 次后，改用手掌根部，在患部及邻近组织疼痛不适部位，轻度地予以按摩，反复 3~4 次即可。隔日按摩 1 次，轻者 2~4 次，重者可治疗 5~6 次，即能痊愈。

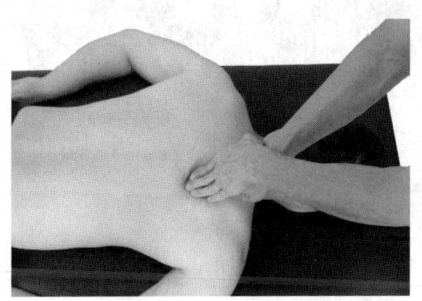

图 5-2-2　菱形肌松解

第三节 腰骶部损伤康复技术

一、腰骶部的解剖结构

该部位由 5 块腰椎、骨盆及其周围的肌肉、血管、神经共同构成（图 5-3-1）。

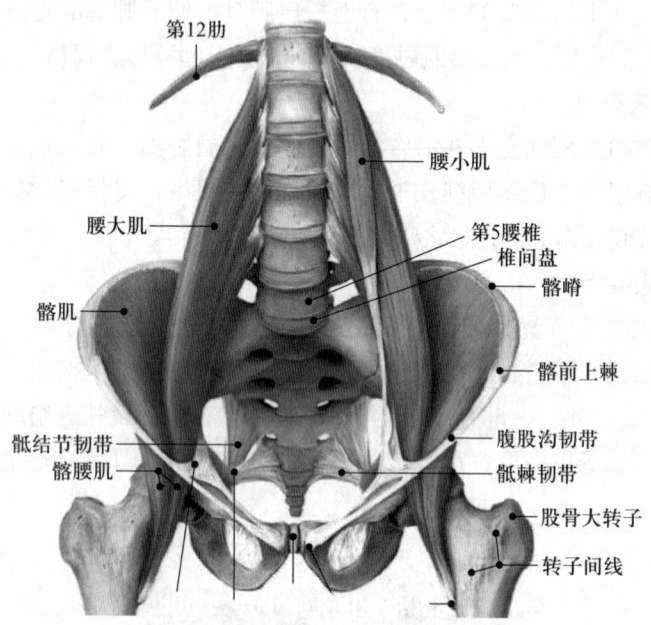

图 5-3-1 腰骶部解剖结构示意图

二、腰肌劳损

1. 定义

腰肌劳损是长期不良姿势导致的腰部软组织累积性损伤。急性腰扭伤未获适当治疗或治疗不彻底，使腰肌容易疲劳且易出现疼痛，加上气温低及潮湿等因素，更易发生腰肌劳损。

2. 发病原因

（1）累积性损伤。人体直立时，躯干包括下肢的肌肉在前后、左右形成一个力量相等方向相反的力，使躯体不至于倾斜，人体依靠这些肌群协调地收缩放松，做出各种随意的动作，如果长期姿势不良，使得腰后部的竖脊肌深层及深部的小肌肉长时间的连续收缩，超出肌肉承受的程度时，则可造成局部软组织缺氧、水肿、出血、机化、粘连，这称之为无菌性炎症，会刺激末梢神经引起腰痛。

（2）迁延性的急性腰扭伤。韧带、筋膜及肌肉的起、止端血管少，血液供应差，一旦发生损伤，则修补愈合慢。急性腰背部扭伤早期未行满意的制动与固定，受损的腰背肌经常处于牵张状态，影响组织的正常愈合，或纵然创伤获得愈合，但由于脊柱经常活动干扰了愈合的过程。瘢痕组织结构愈和不够牢固，一旦脊柱活动或承受重物失去平衡，则以脊柱的杠杆作用而易在原创伤处再次发生损伤，导致复发迁延；或由于重手法推拿等操作，使刚愈合的纤维组织又被拉开，上述原因致损伤的肌肉筋膜韧带修复不良，产生较多的瘢痕和粘连，使腰部功能减弱，且易出现疼痛，长期持续不愈。

（3）先天性畸形。下肢功能性或结构性缺陷等可导致腰背部肌肉受力不均匀，组织劳损，产生腰背痛。

3. 临床表现

腰痛经久不愈，时重时轻，劳累后，或久坐久站及过度活动时加重，休息后适当活动或变换体位时疼痛减轻。多为隐痛、酸痛或胀痛，部分主诉刺痛或烧灼痛，其他可有腰背部僵硬、沉重、活动受限等。腰部活动功能受限，弯腰时更为明显。可见骶棘肌痉挛，肌肉因收缩而显得隆起。按压有硬实感，可无明显压痛点，若有，则多在肌肉、韧带、筋膜的附着处。

4. 康复治疗

在腰肌劳损的康复治疗中，运动疗法对巩固疗效预防复发及增强体质有重要作用。要强调对习惯性动作及姿势的对抗性训练及加强腰背肌锻炼，腰背肌肌力越强大，所能承受的力量越大，能承受力量的时间也越长，发生劳损的机会也越少，同时，腰背肌的锻炼也改善了血液循环，加速了代谢产物的清除，促进损伤肌肉的恢复，腰背肌锻炼的方式较多，以飞燕点水式为佳，同时采用按摩手法治疗效果更佳。

三、腰椎间盘突出症

1. 定义

腰椎间盘发生退行性改变或外力作用引起纤维环突然破裂，导致椎间盘的髓核突出，压迫神经根或马尾神经而引起相应的临床症状，称为腰椎间盘突出症。

2. 临床表现

（1）腰痛。大部分患者有此症状，以持续性腰背部钝痛为多见，端坐、站立及屈伸腰部等增加腰部负荷的动作可引起腰痛加剧，部分患者为急性扭伤所致。

（2）腿痛。表现为由臀部至大腿部及小腿部的串痛。轻者不影响走路，重者疼痛难忍，跛行甚至只能卧床休息，并以屈髋屈膝侧卧位以缓解疼痛。

（3）麻木。麻木的部位与突出物的位置有关。

3. 康复治疗

腰椎间盘突出

手法治疗能够缓解肌肉痉挛，松解粘连，疏通经脉，在治疗腰椎间盘突出症时，能起到改善局部血运，减轻椎间盘内压，促进突出物回纳或改变与神经根的位置的作用，从而起到缓解疼痛的目的。治疗腰椎间盘突出症的手法可以分为两大类，一是常用的轻手法，另一类是调整关节的重手法。

（1）轻手法（图5-3-2）。此类手法主要松弛腰、腿部的肌肉，按压有关经络的穴位，达到疏通经脉，缓急止痛的作用，并为施行重手法做准备，具体手法有按摩法、滚法、按压法、拿捏法、叩击法、拍打法、点按法等。

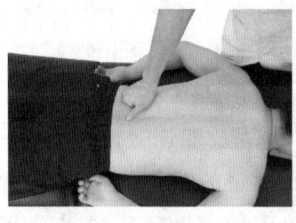
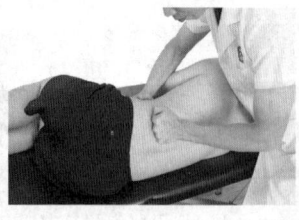
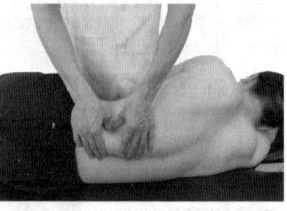

1　　　　　　　　　2　　　　　　　　　3

图5-3-2　腰椎间盘突出轻手法

（2）重手法。用较重的手法作用于腰部，使椎间关节产生一定的位移，从而使突出的髓核回纳或位置改变，以求减少对神经根的解压迫或松解神经根的粘连，是治疗腰椎间盘突出症的关键手法。要求动作准确熟练，轻重有度，否则不但效果不佳，甚至还会加重病情。

（3）牵引按压。患者俯卧，双手拉住床头，两位助手分别握住其腋窝和踝部，患者进行对抗，持续5分钟，治疗师用双手掌根按压患者椎旁痛点，由轻到重，使腰部过伸，反复3~5次。

（4）俯卧拔腿（图5-3-3）。治疗师一手按压患者腰部，另一手托住其患侧腿部，使该下肢尽量后伸，然后双手对抗阻力，使腿部后伸，反复2~3次。

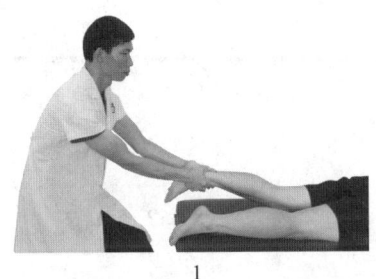 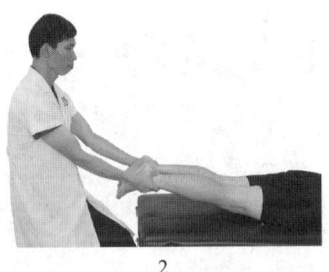

图5-3-3 俯卧拔腿

（5）斜扳法（图5-3-4）。患者侧卧，卧侧下肢伸直，另一侧下肢屈曲放于对侧下肢上，治疗师站立于患者前面，一手按肩前方，另一手按髂嵴后方。双手同时反向用力推肩向后，骨盆向前，使脊柱发生旋转，此时可听到椎关节错动的弹响，做完上述正骨手法后，再予以轻手法放松。

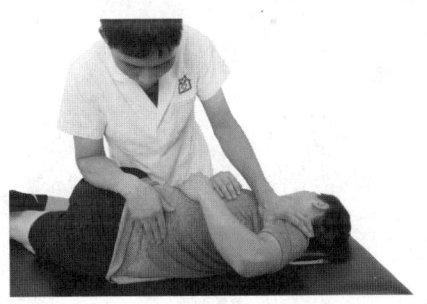

图5-3-4 斜扳法

四、骶髂关节功能障碍

1. 定义

骶髂关节是骶骨与髂骨间的关节。骶髂关节功能障碍是指骶髂关节炎症引起的疼痛，是腰或臀部疼痛的常见原因。

2. 临床表现

髂后上棘附近腰部有轻微至中等程度的钝痛；通常情况下一侧疼痛，但也存在两侧疼痛的患者；活动过程中，疼痛感加重或变为刺痛，髋关节、腹股沟区及大腿后侧都有可能有疼痛感，臀部肌肉可能痉挛。

3. 康复治疗

拉伸运动：在没有疼痛感的前提下，患者应逐渐活动并拉伸骨盆、髋关节、膝关节及踝关节的肌肉，适应后可加大拉伸幅度，具体拉伸肌肉因人而异。

强化力量：应针对腰骨盆区域所有力量不足的肌肉进行力量训练，具体肌肉因人而异，但一般情况下包括腹横肌、多裂肌、臀大肌、背阔肌、竖脊肌、腹内外斜肌。

思考与作业

1. 如何有效预防落枕的发生？
2. 如何有效预防菱形肌损伤？
3. 腰椎间盘突出症患者康复治疗的禁忌证有哪些？

第六章

上肢损伤康复技术

本章导言

上肢及手的功能在人们日常生活及工作中起着重要的作用，许多上肢损伤在发病后会出现上肢及手的功能障碍，如脑卒中患者发病后半侧肢体出现运动功能障碍。本章围绕人体上肢常见的损伤类型，针对其损伤特点给出适当、合理、可操作的运动康复方案。

第六章 上肢损伤康复技术

学习目标

知识目标：

1. 了解上肢各部位的解剖生理特点。

2. 熟悉肩与上臂、肘和前臂、手腕各部位常见损伤的机制及其临床表现。

3. 掌握肩与上臂、肘和前臂、手腕各部位运动损伤的康复方案。

能力目标：

1. 能够对肩部损伤，如肩周炎进行运动康复与恢复训练指导。

2. 能够对肘部运动损伤，如网球肘进行运动康复与恢复训练指导。

3. 能够对手腕部，如腕管综合征等常见病症进行运动康复与恢复训练指导。

素养目标：

1. 培养严谨务实的学习态度和勇于实践、勇于创新的优良品质。

2. 培养语言表达能力，能够与患者进行良好的沟通交流。

第一节 肩部及上臂部损伤康复技术

一、肩部及上臂部的解剖结构

肩关节是人体极为复杂的关节之一，其活动度和灵活性均很高，肩关节受限或其他肩部损伤可能造成肩颈疼痛、日常活动障碍等一系列问题。肩部疼痛和功能受限已经成为专业运动员、健身人群及久坐不动人群的常见多发病。

广义的肩关节又称为肩关节复合体，由盂肱关节、肩锁关节、胸锁关节、喙锁关节和肩胛胸廓关节组成（图6-1-1）；狭义的肩关节是指盂肱关节，由肱骨头和肩胛骨的关节盂组成（图6-1-2）。肩关节特点（盂肱关

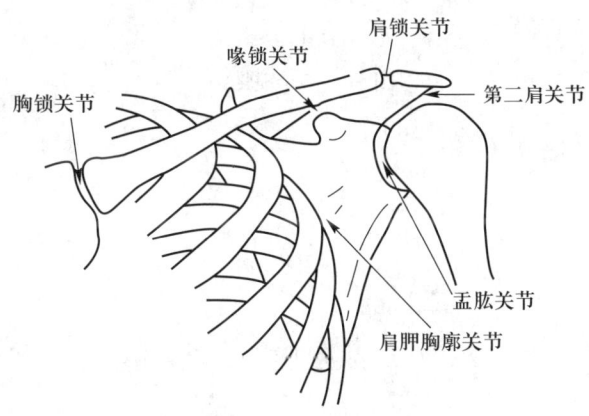

图6-1-1 肩部解剖图

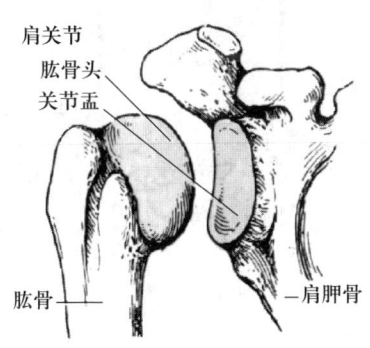

图6-1-2 盂肱关节

节）是：① 关节面面积差较大；② 关节盂周缘有关节唇；③ 关节囊薄而松弛，附着于关节面周缘；④ 其上、前、后方有韧带和肌腱加固，可防止脱位。

（一）肩关节的属性结构

肩关节由锁骨、肱骨和肩胛骨组成。

（1）锁骨（图 6-1-3）。

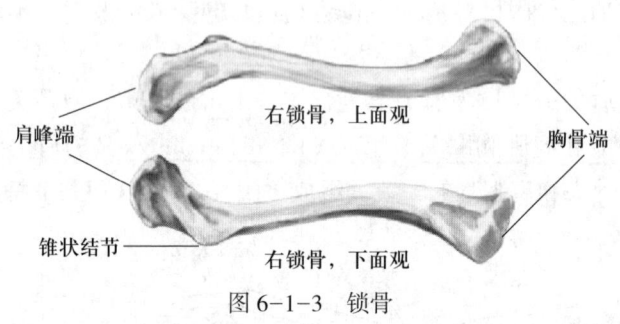

图 6-1-3　锁骨

（2）肱骨（图 6-1-4）。

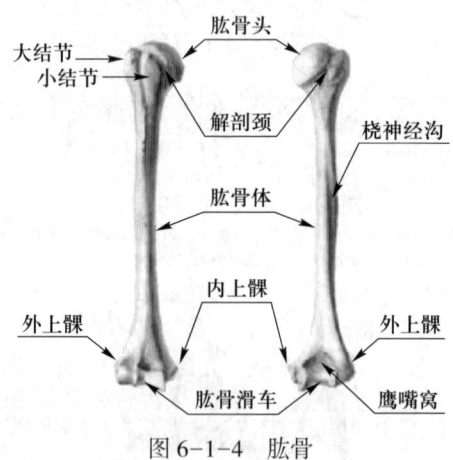

图 6-1-4　肱骨

（3）肩胛骨（图6-1-5）。

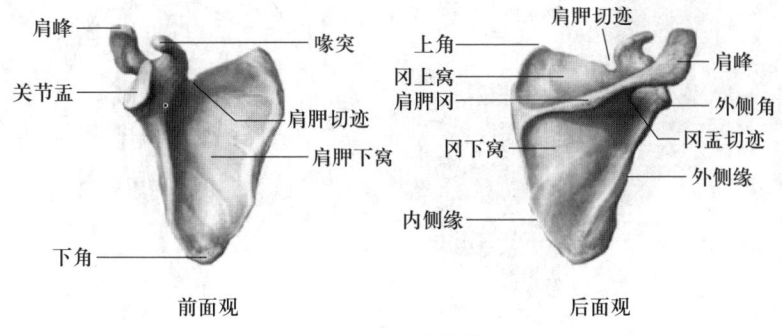

图6-1-5 肩胛骨

（二）肩关节和臂部的主要肌群

1. 连接肩胛骨与躯干肌群

连接肩胛骨与躯干的肌群主要有斜方肌和菱形肌（图6-1-6）。

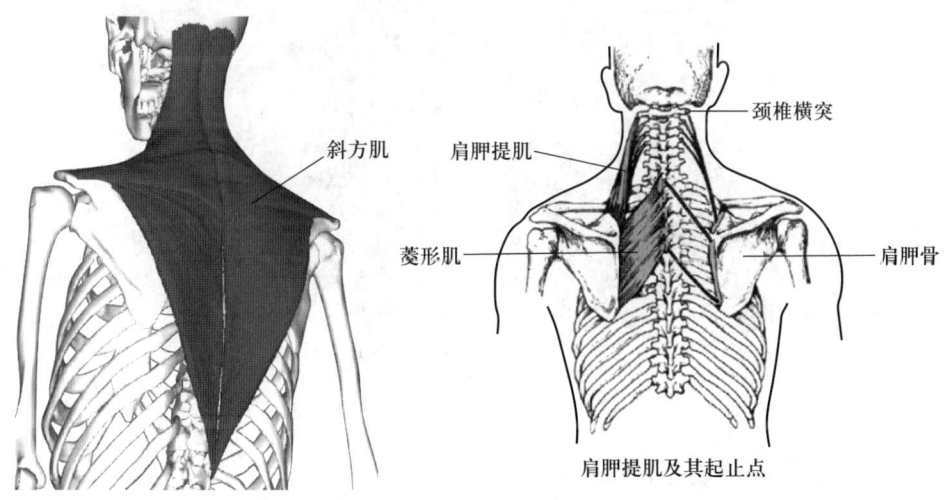

图6-1-6 斜方肌和菱形肌

2. 连接肩胛骨与肱骨肌群

连接肩胛骨与肱骨的肌群主要有肩袖肌群和三角肌（图6-1-7）。

（1）肩袖肌群。由冈上肌、冈下肌、小圆肌和肩胛下肌组成。

（2）肩袖的功能。维持肩关节稳定和保证肩关节运动。

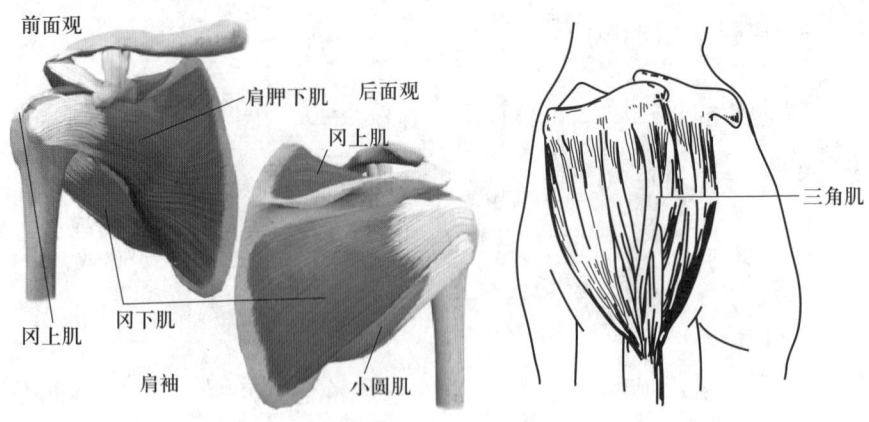

图 6-1-7　肩袖肌群和三角肌

3. 连接躯干与肱骨肌群

连接躯干与肱骨的肌群主要有胸大肌、背阔肌（图 6-1-8）。

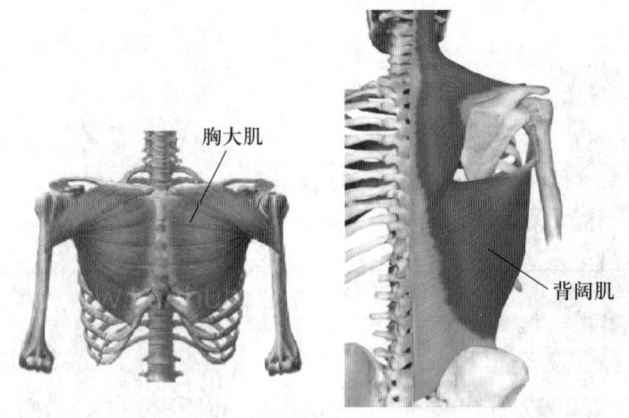

图 6-1-8　胸大肌、背阔肌

4. 连接前臂与肩胛骨肌群

连接上臂与肩胛骨的肌群主要有肱二头肌和肱三头肌、喙肱肌（图 6-1-9）。

（三）肩关节韧带解剖（稳固肩关节）（图 6-1-10）。

肩关节的韧带主要有盂肱韧带、喙肩韧带、喙肱韧带、喙锁韧带等。

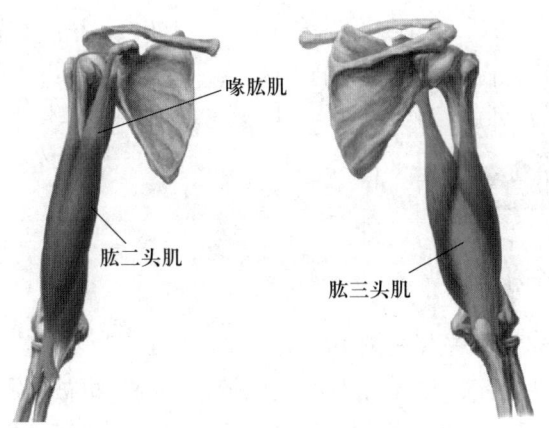

图 6-1-9　肱二头肌和肱三头肌、喙肱肌

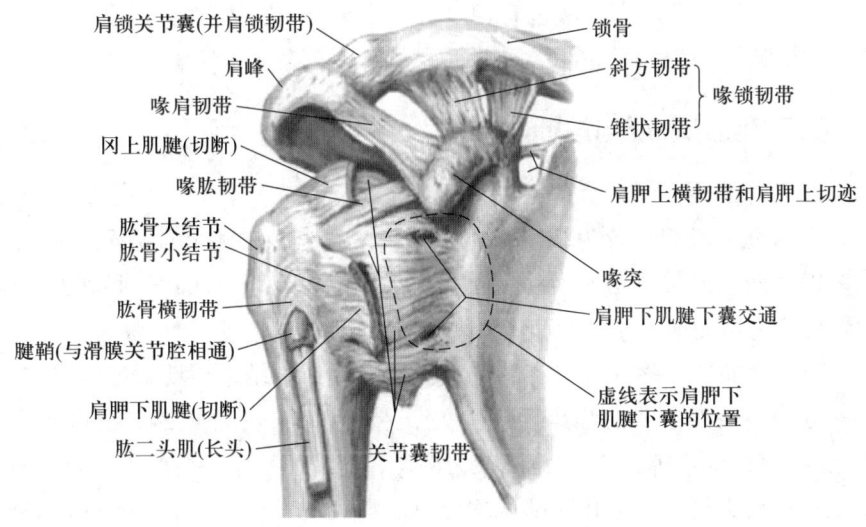

图 6-1-10　肩部韧带（前面观）

（四）肩关节功能解剖

1. 肩关节运动方式

肩关节为全身最灵活的关节，可做三轴运动，即冠状轴上的屈伸、矢状轴上的收展、垂直轴上的旋内、旋外及环转运动。

2. 肩关节活动范围

肩关节是人体活动范围最大的关节，占整个上肢运动功能的60%。

其中各动作的活动角度为：前屈：0°~170°，占肩关节功能的40%；外展：0°~170°，占肩关节功能的20%；后伸：0°~60°；内收：0°~130°；内旋：0°~70°；外旋：0°~90°。

二、肩周炎

（一）损伤机制

肩周炎又称为肩关节周围组织炎，是肩周肌肉、肌腱、滑囊和关节囊等软组织的慢性炎症，50岁左右的人比较常见因而也被形象地称为"五十肩"。又因患病后胸肩关节僵硬，活动受限，好像冻结了一样，所以也称为"冻结肩""漏肩风"。但办公室的工作人员由于长期伏案工作，肩部的肌肉韧带长期处于紧张状态，故也有相当一部分50岁以下的人受到肩周炎的困扰。中医认为，本病由肩部受风寒所致。

（二）临床表现与诊断

1. 临床表现

肩周炎一般起病较为缓慢，病程较长，病史多在几个月甚至1~2年，临床以肩痛、肩关节功能活动受限和肩部肌肉萎缩等为症状。肩周炎临床大致可分为疼痛期、冻结期和恢复期。

（1）疼痛期。疼痛期又称为早期、急性期或冻结进行期，持续时间为10~36周。该期主要的临床表现为关节周围疼痛。疼痛剧烈，夜间加重，甚至因此而影响睡眠。压痛范围较为广泛，在喙肱韧带、肩峰下、冈上肌、肱二头肌长头腱、四边孔等部位均可有压痛表现，伴有肌肉痉挛和肩关节活动受限。但主要是局部急骤而剧烈的疼痛，反向性地引起肌肉痉挛。

（2）冻结期。又称为中间期、慢性期或僵硬期。持续时间为4~12个月。该期患者疼痛症状减轻，但压痛范围仍较为广泛。由疼痛期肌肉保护性痉挛造成的关节功能受限已发展到关节挛缩性功能障碍，肩关节功能活动严重受限，肩关节周围软组织广泛粘连、挛缩，呈"冻结"状态。各方向的活动范围明显缩小，以外展、外旋、上举、后伸等最为显著，甚至影响日常生活，如梳理头发、穿脱衣服、举臂抬物、向后背系扣、后腰系带等动作均有一定程度的困难。做外展及前屈运动时，肩胛骨随之摆动而出现"扛肩"现象，严重者可见三角肌、冈上肌、冈下肌等肩胛带肌，尤其是三角肌的失用性萎缩。

（3）恢复期。又称为末期、解冻期或功能恢复期。持续时间为5~26个月。该期不仅疼痛逐渐消减，而且随着日常生活、劳动及各种治疗措施的进行，肩关节的活动范围逐渐增加，肩关节周围关节囊等软组织的挛缩、粘连逐渐消除，大多数患者的肩关节功能恢复到正常或接近正常。不过肌肉的萎缩则需较长时间的锻炼才能恢复正常。虽然肩周炎是自限性疾病，但是其症状总的持续时间可达12~42个月。由此表明，尽管肩周炎可自行恢复，但这一过程需要相当长的时间。一般认为，疼痛期的时间长短与恢复期的时间长短相关，即疼痛期时间短者，其恢复期相对也较短，反之则长。症状的严重程度与恢复期时间长短没有相关性，即症状重者，不一定恢复期长，症状轻者，不一定恢复期短。恢复过程也并非呈直线发展，肩关节功能运动的改善有时会出现起伏，甚至停滞。而且，大约有1/10的患者在恢复期后仍存在不愿参加娱乐活动、运动量相对较小等轻微的自我运动限制，被动运动检查也可发现患者存在轻微的被动运动受限的表现。这说明某些肩周炎患者的肩关节运动功能可能在恢复期后也会遗留一些症状。

2. 影像学表现

X射线检查多为阴性，病程久者可见骨质疏松。

（三）运动康复评定

1. 一般状况评定

一般状况评定主要包括肩关节活动范围测定、肌力评定、感觉和反射的测定、疼痛与压痛点的测定、影像学的评定及日常生活活动能力（ADL）评定。

2. 专项评定

美国肩肘外科医师协会肩关节功能评分系统（ASES评分系统）是近年为统一标准化评分系统而制定的一套评分标准，包括患者自我主观评估和医师客观评估两个部分，疼痛和稳定度按100分分级进行自我评定，功能评分通过10个日常生活活动的完成情况进行评定，治疗师客观评估包括活动度、肌力、稳定性及是否存在各种体征（如局部压痛、撞击等），最后评分仅由自我主观评估部分的得分计算得出（疼痛50%、功能50%）。

（四）运动康复方案

肩周炎的治疗原则是针对肩周炎的不同时期，或是其不同症状的严重程度采取相应的治疗措施。一般而言，应以保守治疗为主，若诊断及时、治疗得当，可使病程缩短，直至运动功能基本恢复正常。

1. 初期

由于本期病变主要位于关节囊，以炎症造成疼痛为主，关节活动度因疼痛而受限，所以本期的治疗目标以缓解疼痛，避免造成粘连为主。主要运动手法是关节活动度（ROM）练习，以促进肩关节周围血液循环，加速炎性物质代谢，缓解局部组织的痉挛。

（1）摆动练习。首先是肩关节的前屈、后伸方向的摆动，待适应基本无痛后增加内收、外展方向的摆动，最后增加环绕（划圈）的动作，一般每个方向20~30次/组。疼痛明显时可在健侧手的保护下摆动手臂（图6-1-11）。

肩关节摆动练习

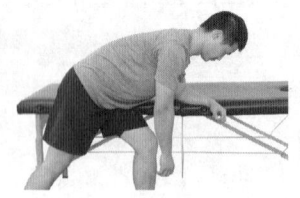
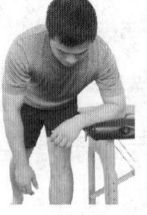
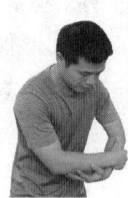

1　　　　2　　　　3　　　　4

图6-1-11　摆动练习

肩关节耸肩练习

（2）耸肩练习。双臂自然垂于身体两侧，向上耸肩，于最高位置保持5秒，放松1次，反复进行，每次5分钟，2~3次/天。可用健侧手托住患侧肘部以保护，在不增加肩部疼痛的前提下完成（图6-1-12）。

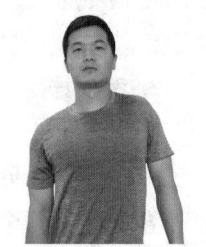

图6-1-12　耸肩练习

（3）扩胸练习。双手交叉放于脑后，双肩后张做扩胸动作，于最大幅度处保持5秒，放松1次，反复进行，每次5分钟，2~3次/天（图6-1-13）。

（4）含胸练习。双臂自然垂于身体两侧，双肩向前做含胸动作，于最高位置保持5秒，放松1次，反复进行，每次5分钟，2~3次/天，可用健侧手托住患侧以保护（图 6-1-14）。

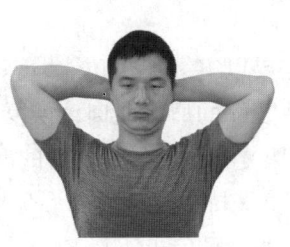

图 6-1-13　扩胸练习

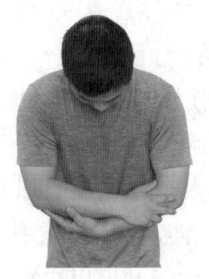

图 6-1-14　含胸练习

2. 冻结期

在肩周炎的冻结期，关节功能障碍是其主要问题，疼痛往往由关节功能障碍引起。治疗重点以恢复关节运动功能为目的，在这一阶段，应坚持肩关节的功能锻炼。除了被动运动，患者应积极主动地配合开展主动运动的功能训练，主动运动是整个治疗过程中极为重要的一环。

（1）仰卧肩前屈练习。肩前屈至感到疼痛处保持并轻微颤动 1~2 分钟为 1 次，3~5 次/组，1~2 组/天，并逐渐增加被动活动角度（图 6-1-15）。

（2）仰卧肩外展练习。肩外展至感到疼痛处保持并轻微颤动 1~2 分钟为 1 次，3~5 次/组，1~2 组/天，并逐渐增加被动活动角度。

（3）仰卧肩后伸练习。肩后伸至感到疼痛处保持并轻微颤动 1~2 分钟为 1 次，3~5 次/组，1~2 组/天，并逐渐仰卧肩外展、仰卧肩后伸增加被动活动角度。

（4）仰卧外展位外旋。肩外旋至感到疼痛处保持并轻微颤动 1~2 分钟为 1 次，3~5 次/组，1~2 组/天，并逐渐增加被动活动角度（图 6-1-16）。

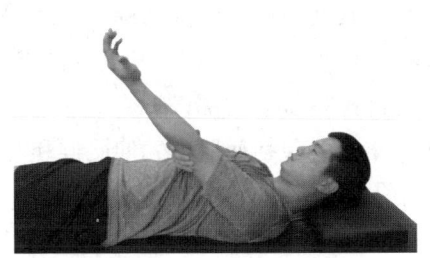

图 6-1-15　仰卧肩前屈练习

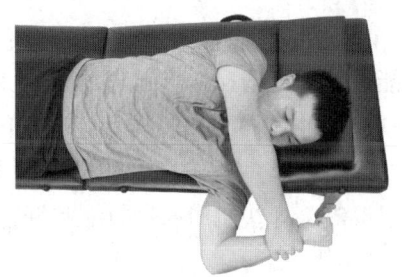

图 6-1-16　仰卧外展位外旋

（5）仰卧外展位内旋。肩内旋至感到疼痛处保持并轻微颤动1~2分钟为1次，3~5次/组，1~2组/天，并逐渐增加被动活动角度。

3. 恢复期

在恢复期以消除残余症状为主，主要以继续加强功能锻炼为原则，增强肌肉力量，恢复在先期已发生失用性萎缩的肩带肌肉，恢复三角肌等肌肉的正常弹性和收缩功能，以达到全面康复和预防复发的目的。

（1）抱头张肩。后背靠墙站立，上身保持中立位，双手交叉抱于头后，肘关节用力向后张开，以手臂和肘去接触墙面（图6-1-17）。

（2）推桌子。保持身体的前倾以及双上肢开于桌边，连续练习3~5次为1组，2~3组/天（图6-1-18）。

肩关节抱头张肩练习

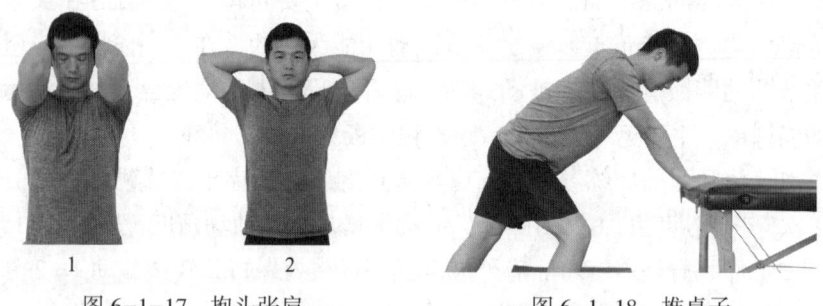

图6-1-17 抱头张肩　　　　　图6-1-18 推桌子

第二节　肘部及前臂部损伤康复技术

一、肘部及前臂部解剖结构

肘部及前臂部是人体上肢的组成部分，具有丰富的解剖结构和生理功能。肘部是指连接上臂与前臂的关节部位，主要由肱骨、桡骨和尺骨构成，具有屈曲、伸展和旋转等运动功能。前臂部是指位于肘部以下、腕部以上的部分，其主要由桡骨和尺骨组成，肌肉丰富，包括屈肌群、伸肌群和旋肌群等，这些肌肉通过收缩和舒张来控制前臂的运动。

二、肱骨外上髁炎

（一）损伤机制

肱骨外上髁炎又称为"网球肘"，是骨科的一种常见疾病。多见于35～50岁男性。该疾病的本质是肱骨外上髁部伸肌总腱的慢性损伤性肌筋膜炎。腕部持重或活动过度与发病有直接关系。但中老年人受凉也可诱发本病，不一定有明显损伤史。肱骨远端外侧的外上髁处是伸指、伸腕肌肉的附着点。手部用力及腕关节活动过度会损伤肌肉附着点，造成伸肌总腱的肌筋膜炎。该处有一根细小的血管神经束，从肌肉、肌腱深处发生，穿过肌膜或腱膜，最后穿过深筋膜，进入皮下组织。肌肉附着处的肌筋膜炎将造成该神经血管束的绞窄，是引起疼痛的主要因素。肱骨外上髁肌肉附着点受到暴力较大时可造成肌腱及筋膜撕裂，也是引起疼痛的原因。损伤后可形成纤维增生和粘连，纤维粘连进而可刺激肘关节外侧的侧副韧带和环状韧带。损伤可反射性地造成肱桡关节滑膜炎。

因此，肱骨外上髁炎不同患者损伤程度可能是不同的，受累组织可能是广泛的。肱骨外上髁炎发病与职业有关，不仅见于网球运动员，家庭主妇、木工、建筑工人等需手和腕反复用力的劳动职业也易患此病。

（二）临床表现与诊断

1. 症状

肘关节外侧疼痛。起病缓慢，无急性损伤史，但劳累可诱发疼痛。如一次大量洗衣、拎重物等是中老年肱骨外上髁炎的常见诱因。疼痛为持续性的，呈钝痛、酸痛或疲劳痛，可放射到前臂外侧。严重时握力下降，拧毛巾时疼痛尤甚。

2. 体征

可见肱骨外上髁或桡骨小头处或伸腕肌的肌间沟压痛明显，或有伸腕肌紧张、痉挛、轻度肿胀，或触及桡骨小头轻度移位、腕部抗阻力背伸试验阳性（使患者腕屈曲，治疗师一手压于患者手背部，令患者用力背伸，如出现肘外侧疼痛为阳性）。

前臂伸肌腱牵拉试验：患者半握拳，肘微屈，腕尽量屈曲，前臂完全旋前，再伸直，如果肘外侧疼痛为阳性。

3. 影像学表现

经 X 射线检查，少数病例有骨膜不规则或外骨膜外有少量钙化点出现。

（三）运动康复评定

1. 一般评定

一般评定包括肘关节活动范围评定、肌力评定、感觉和反射的测定、疼痛与压痛点的测定、影像学的评定及 ADL 能力评定。

2. 专项评定

Mayo 肘关节功能评分从患者的关节疼痛、活动度、稳定性及 ADL 能力方面进行综合分析。该评分系统满分为 100 分，如患者总分≥ 90 分为优，75~89 分为良，60~74 分为中，总分＜ 60 分为差。采用目测类比评分法进行临床疼痛测定，0 分代表无疼痛，10 分代表疼痛剧烈、难以忍受，让患者根据自己的实际疼痛情况打分（表 6-2-1）。

▶ 表 6-2-1　Mayo 评分表

指标	得分 / 分
疼痛（满分 45 分）	
无疼痛	45
轻度疼痛：偶尔疼痛	30~44
中度疼痛：偶尔疼痛，需服止痛药，活动受限	15~29
重度疼痛：丧失活动能力	0~14
活动范围（满分 20 分）	
活动弧≥ 100°	20
活动弧 50°~100°	10~19
活动弧＜ 50°	5~9
稳定性（满分 10 分）	
稳定：没有明显的内翻、外翻不稳	10
中度不稳定：内翻、外翻不稳＜ 10°	5~9
完全不稳定：内翻、外翻不稳＞ 10°	0~4

续表

指标	得分/分
ADL 能力（满分 25 分）	
梳发	0~5
自己吃饭	0~5
个人卫生	0~5
穿衣	0~5
穿鞋	0~5

（四）运动康复方案

非手术治疗：早期，避免负重，不要长时间拎重物行走。洗衣服一次不宜过多，防止肱骨外上髁肌筋膜劳损。严重者可采取物理因子治疗（红外线局部照射、超短波治疗、超声波治疗、TENS 治疗），痛点封闭效果较好，可服止痛剂，并配合肌力训练等。

手术治疗：严重或反复发作的非手术治疗无效者可考虑手术治疗。

1. 术后 0~3 天

（1）张手握拳练习。用力、缓慢，幅度尽可能大地张开手掌，保持 2 秒，用力握拳保持 2 秒，反复进行，在不增加疼痛的前提下尽量多做，一般每隔 1 小时做 5~10 分钟。

张手握拳练习

（2）参见肩周炎的运动康复图示。

2. 术后 4 天~3 周

（1）肘关节屈曲活动度练习。坐位，屈肘，肌肉完全放松，用健侧手握住患侧手腕，用力拉向自己，或手顶在墙或桌边固定，肌肉完全放松，身体逐渐前倾，使拳与肩、头的距离接近，加大屈肘的角度，两种方法均至疼痛处停止，待组织适应疼痛后再加大角度，一般为每次 10~15 分钟，1~2 次/天。

肘关节屈曲活动度练习

（2）伸展练习。坐位，伸肘，拳心向上将肘部支撑固定于桌面上，前臂及手悬于桌外。肌肉完全放松，使肘在自身重力或重物作用下缓慢下垂伸直。至疼痛处停止，待组织适应疼痛后再加大角度，一般为每次 10~15

分钟，1~2 次 / 天。

（3）静力性肌力训练。屈肘肌力（肱二头肌）练习：坚持至力竭放松为 1 次，5~10 次 / 组，2~4 组 / 天；伸肘肌力（肱三头肌）练习：强度同屈肘肌力练习。注意力量练习的重量应根据自身条件而定，练习时不应该有疼痛感，以勉强完成规定次数为宜，练习后应及时给予冰敷。

3. 术后 4 周

（1）恢复前臂的旋转活动度（图 6-2-1）。旋前：至疼痛终止，待组织适应疼痛后再加大角度，一般为每次 10~15 分钟，1~2 次 / 天；旋后：强度同旋前运动，两组动作用力要均匀，缓慢，不可使用暴力。

恢复前臂的旋转活动度

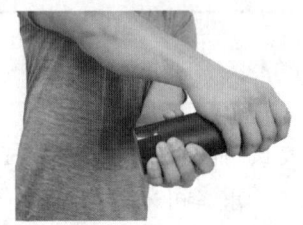
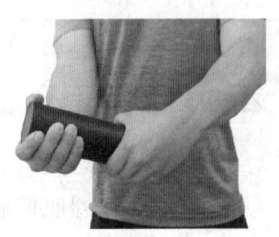

图 6-2-1　前臂的旋转活动度练习

（2）恢复前臂的旋转肌力。前臂抗阻旋转练习至最用力处保持 10~15 秒或完成动作为 1 次，5~10 次为 1 组，组间休息 30 秒，连续练习 2 组，1~2 次 / 天。每次动作必须非常小心，在无痛或微痛范围内活动，以避免再次损伤（图 6-2-2）。

（3）肘关节支具保护运动。劳动时佩戴肘关节保护支具，可减少肌肉收缩时对伸肌的过度反复牵拉，可有效地缓解症状，避免复发。

4. 哑铃俯身划船

一种传统的后背肌群训练方法，同时能锻炼肱二头肌和前臂肌群。此处介绍的是板凳稳定支撑的平行站立方式。

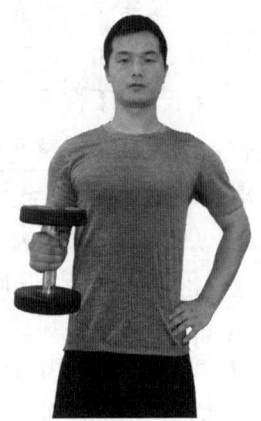

图 6-2-2　恢复前臂的旋转肌力练习

哑铃俯身划船

右手握住哑铃，确保后背平直，将哑铃划到胸外侧。此时只有右肩和右臂移动。当哑铃到达身侧后，慢慢将其放下，直到右臂伸展。重复划船动作，两臂交替练习（图 6-2-3）。

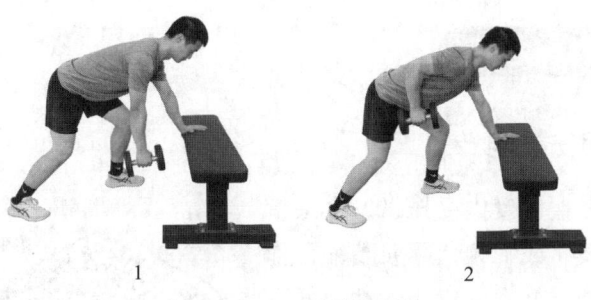

图 6-2-3　哑铃俯身划船

第三节　腕部及手部损伤康复技术

一、腕部及手部解剖结构

腕部及手部是人体上肢的重要组成部分，它们各自具有独特的解剖结构和生理功能。腕部是指连接前臂与手部的部分，主要由 8 块腕骨构成，并形成腕关节，允许腕部进行屈曲、伸展、旋转等运动。手部则包括手掌和手指两个部分，其中手掌由 5 个掌骨和 2 个腕骨组成，为手部的运动提供了基础；手指则由指骨和指关节组成，具有捏拿、抓握等精细运动功能。腕部及手部损伤主要在腕管部位。腕管是一个由腕骨和屈肌支持带组成的骨纤维管道，前者构成腕管的桡、尺及背侧壁，后者构成掌侧壁。正中神经和屈肌腱由腕管内通过（拇长屈肌腱，4 条指浅屈肌腱，4 条指深屈肌腱）（图 6-3-1）。

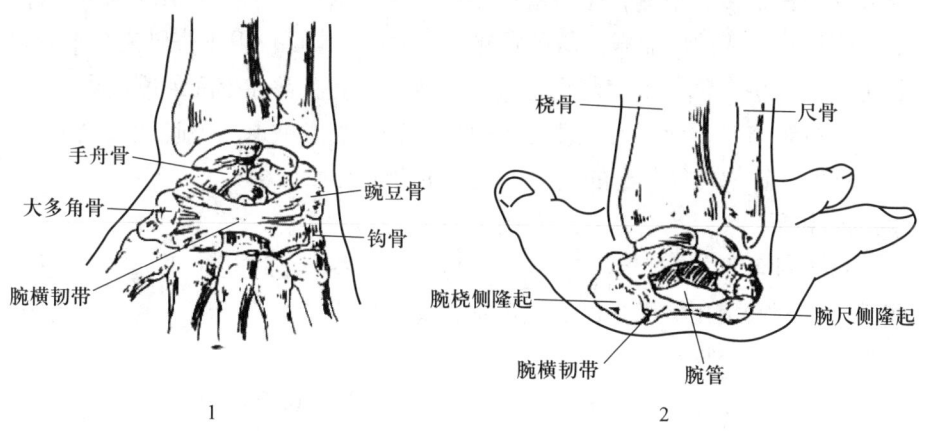

图 6-3-1　手、腕部解剖图

二、腕管综合征

（一）损伤机制

正中神经在腕管内受压，发生手指麻木、疼痛及（或）大鱼际肌萎缩，称为腕管综合征，好发于中年女性及妊娠期女性，右侧多于左侧。腕掌侧的腕骨沟两侧均为骨性隆起，腕横韧带横跨于腕骨沟两侧的骨性隆起之间，与腕骨沟共同构成腕管（图6-3-2）。腕管内有拇长屈肌腱及其腱鞘、指浅屈肌腱、指深屈肌腱及屈肌总腱鞘、尺动脉正中神经通过。在此骨性纤维鞘管内，所通过的组织排列十分紧密。任何原因引起腕骨内压力增高，均可使正中神经受损而发生功能障碍。腕部慢性劳损、腕管内腱鞘囊肿、脂肪瘤、腕骨骨折、关节炎、肢端肥大症、黏液性水肿、淀粉样变性等均可使腕管变窄、腕横韧带增厚而引起腕管综合征。

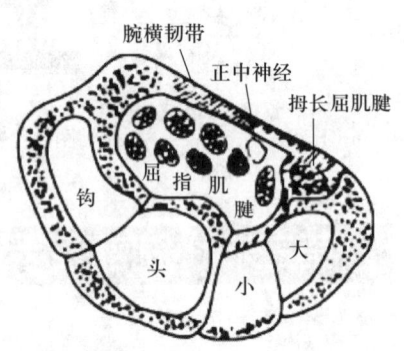

图6-3-2　腕管解剖图

（二）临床表现与诊断

1. 症状

腕管综合征以中年女性为多见，常为多年从事手工劳动的工人、家庭妇女和农民，多为单侧，也可双侧发病。最先出现手掌和手指的麻木、针刺、烧痛感。劳动后加剧，休息后减轻。感觉异常可仅限于桡侧三个手指，也可能五个手指都累及，刺痛感可向上放射。症状常在夜间加剧而影响睡眠，可持续多年，而仅有桡侧三个手指的轻度感觉减退。中晚期病例可有拇短展肌等正中神经支配的手部小肌肉萎缩和无力（图6-3-3）。

2. 体征

检查时可见：患侧手掌桡侧及桡侧三个手指感觉减退，手力减退。拇指无力表现最突出。大鱼际肌肉萎缩，拇指对小指障碍。感觉减退区皮肤营养差、干燥、脱屑。

疑有腕管综合征时应进一步进行如下检查以明确诊断：

（1）Tinel征。在腕韧带近侧缘处用手指叩击正中神经部位，拇、食、中三指有放射性痛者为阳性。

（2）屈腕试验。双手置于胸前，双臂与地面平行，手背相接触，轻微用力加压使腕部充分掌屈。此时正中神经被压在腕横韧带近侧缘，腕管综合征者很快出现疼痛（图6-3-4）。

屈腕试验

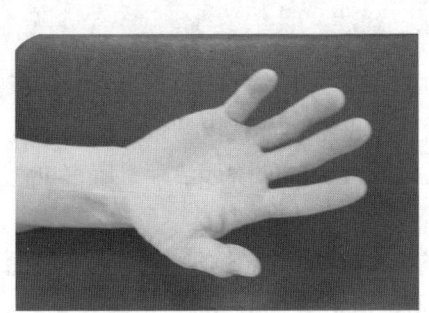 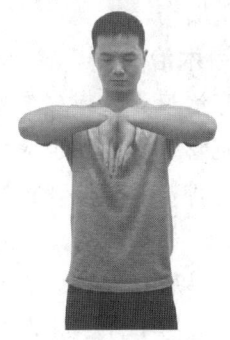

图6-3-3　腕管综合征　　　　图6-3-4　屈腕试验

（3）可的松试验。在腕管内注射氢化可的松，如疼痛缓解则有助于确诊。

（4）止血带试验。将血压计充气达到收缩压的读数以上，30~60秒即能诱发手指疼痛者为阳性。

（5）伸腕试验。维持腕关节于过伸位，很快出现疼痛者为阳性。

（6）指压试验。在腕横韧带近侧缘正中神经卡压点用指压迫能诱发手指疼痛者为阳性。

（7）正中神经传导速度。正常时，正中神经从近侧腕横纹到拇对掌肌或拇短展肌之间的运动纤维传导速度短于5微秒，如长于5微秒为异常。腕管综合征可达20微秒，表明正中神经受损。传导时间大于8微秒者应考虑手术治疗。

（三）运动康复评定

一般评定包括腕关节活动范围评定、前臂手部肌力评定、感觉和反射的测定、疼痛与压痛点的测定、影像学的评定及ADL能力评定。

（四）运动康复治疗

1. 非手术治疗

手部及腕部劳动强度大时应注意劳动间期休息，防止腕部正中神经持续性受压。另外，在劳动前和劳动后应放松腕部，充分活动腕关节，有助于防止腕管综合征的发生。患后，要保持腕关节休息，可戴护腕或用石膏固定，限制腕关节活动，促进腕管内组织水肿的消退。理疗对消肿、止痛有一定疗效，也可用醋酸氢化可的松局部封闭，但不宜反复、多次进行，以免加重损伤。

2. 手术治疗

保守治疗无效或多次复发的患者需手术治疗。因骨折、脱位或占位性病变致腕管综合征者也应手术治疗。手术切开腕横韧带，使正中神经得到减压。有骨折、脱位者行切开复位或行必要的矫形治疗；有占位性病变时应切除。

（1）术后0~6天。为避免整个上肢的功能下降过多，以及其他并发症的发生，应尽早并尽量活动肩关节、肘关节、手指。

① 张手握拳练习。必须轻柔有控制，不得引起明显疼痛，在不增加疼痛的前提下尽量多做，一般每小时进行5~10分钟。

② 轻柔活动肩关节和肘关节，做关节活动度训练。

（2）术后7~14天。开始腕关节活动度训练。

① 腕掌屈：用健侧手握住患侧手背，被动做腕掌屈动作，患侧手指放松，缓慢用力，至动作极限保持10秒，10次/组，2组/天。

② 腕背伸：用健侧手握住患侧手心，被动做腕背伸动作，患侧手指放松，缓慢用力，至动作极限保持10秒，10次/组，2组/天。

③ 腕桡侧屈：手臂平放床上或桌上，手悬出床（桌）外，拇指向上，用健侧手握住患侧手掌，向大拇指方向做被动抬手腕动作，至感到疼痛处停止2~3分钟，待疼痛减轻后继续加大角度。不得反复进行。

④ 腕尺侧屈：手臂平放床上或桌上，手悬出床（桌）外，拇指在上，用健侧手握住患侧手掌，向小拇指方向做被动推动手腕动作，至感到疼痛处停止2~3分钟，待疼痛减轻后继续加大角度。不得反复进行。

⑤ 可做轻微的抓握练习及手指关节活动度练习。

（3）术后2~3周。开始小负荷的抗阻肌力训练。

① 腕掌屈：患者坐位，前臂置于桌面，手心向上，手中握一重物作为负荷，如哑铃、水瓶等，腕屈曲到最大范围坚持5秒，再缓慢放下为1次，10次/组，组间休息30秒，2~4组连续练习，1~2次/天（图6-3-5）。

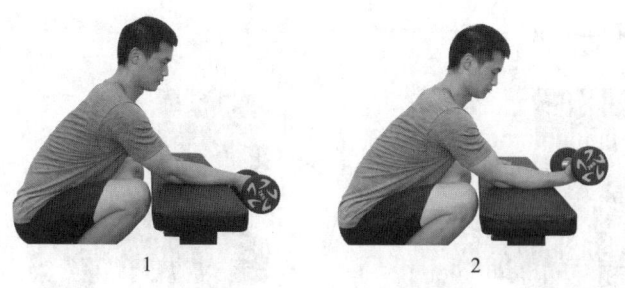

图 6-3-5 腕掌屈

② 腕背伸：患者坐位，前臂置于桌面，手心向下，手中握一重物作为负荷，如哑铃、水瓶等，做腕背伸动作，强度同腕掌屈（图 6-3-6）。

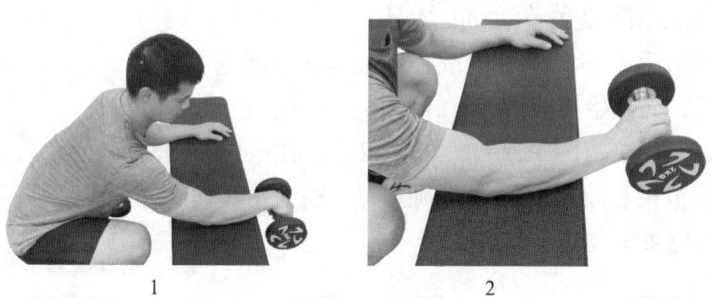

图 6-3-6 腕背伸

③ 腕桡侧屈：患者坐位，前臂置于桌面，腕关节伸直，拇指在上，手中握一重物作为负荷，如哑铃、水瓶等，做腕桡侧屈动作，强度同腕掌屈（图 6-3-7）。

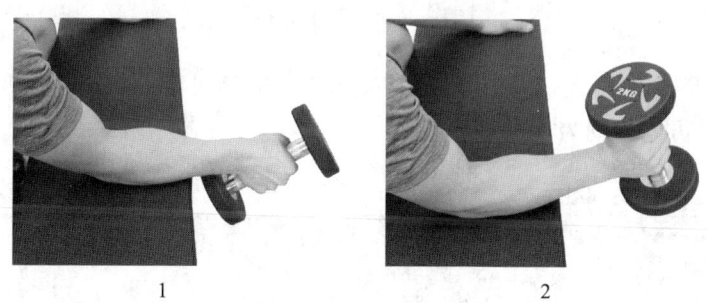

图 6-3-7 腕桡侧屈

④ 腕尺侧屈：患者站立位或坐位，手臂自然下垂，腕关节伸直，拇指朝前，手中握一重物作为负荷，如哑铃、水瓶等，做腕尺侧屈动作，强度

同腕掌屈（图6-3-8）。

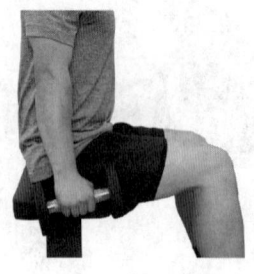
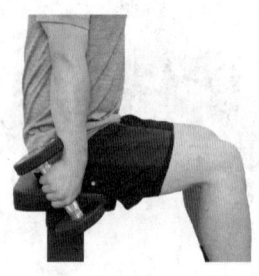

图6-3-8 腕尺侧屈

⑤做强化被动关节活动度练习。

（4）术后4~6周。在继续强化关节活动度练习的基础上，继续加强力量的练习，并开始功能化练习。

拧毛巾练习

①拧毛巾练习（图6-3-9）：双手握住毛巾，同时向相反方向转动手腕至最大范围。双手互换方向到最大范围为1次。此练习可加强腕关节旋转，提高腕关节灵活性。

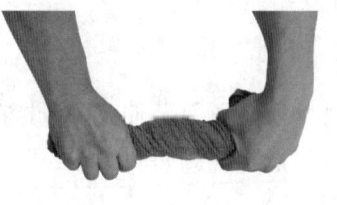
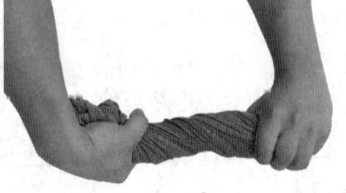

图6-3-9 拧毛巾练习

②拧杯盖练习：患侧手环状握紧瓶盖，向顺时针方向转动到极限后再向逆时针方向转动为1次。

思考与作业

1. 简述肩周炎的临床表现。
2. 简述肱骨外上髁炎的临床表现与诊断。
3. 简述腕管综合征的非手术治疗方法。

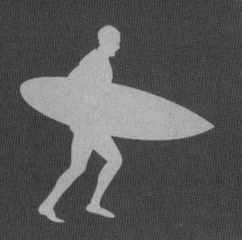

第七章

下肢损伤康复技术

本章导言

在日常生活中,特别是在进行体育运动时,大多数运动损伤都发生在下肢。膝关节、踝关节、髋关节是运动损伤的多发部位,损伤可涉及肌肉、肌腱、韧带、关节囊、关节盘、骨结构及软骨结构等。本章主要介绍髂胫束挛缩松解术后、全髋关节置换术后、膝关节前交叉韧带损伤术后、膝关节内侧副韧带损伤术后、半月板损伤术后、跟腱断裂术后、踝关节韧带扭伤、踝关节骨折术后等的康复方法。

第七章 下肢损伤康复技术

学习目标

知识目标：

1. 了解下肢各部位的解剖生理特点。

2. 熟悉髋、膝、踝各部位常见运动损伤的机制和临床表现等。

3. 掌握髋、膝、踝各关节的运动康复方案。

能力目标：

1. 掌握髂胫束挛缩松解术等下肢运动损伤术后康复方法的基本原则。

2. 学会膝关节、踝关节等常见运动损伤术后的康复训练方法。

3. 能够根据患者具体情况制订个性化的术后康复计划。

素养目标：

1. 培养严谨务实的习学态度以及勇于实践、勇于创新的优良品质。

2. 培养语言表达能力，能够与患者进行良好的沟通交流。

第一节　髋部及大腿部损伤康复技术

一、髋部及大腿部解剖生理

（一）髋关节结构特点

髋关节是人体最大、关节窝最深、最典型的杵臼关节，既坚固又有一定的灵活性，由髋臼和股骨头构成，主要功能是负重及多方位运动，吸收和减轻震荡，在机体活动中起到杠杆作用。髋关节作为连接人体躯干与下肢的主要活动关节，具备一定的活动范围。股骨头与髋臼成球面接触决定了髋关节可向多个方向运动，膝关节在屈位时，屈髋可达 140°；膝在伸位时，屈髋可达 80°，伸髋约为 35°。髋臼的前倾外展角使得髋关节的屈伸活动明显大于内收外展活动。髋关节的关节类型、髋臼深度、关节盂唇的介入决定了髋关节的活动范围相对较小（图 7-1-1）。

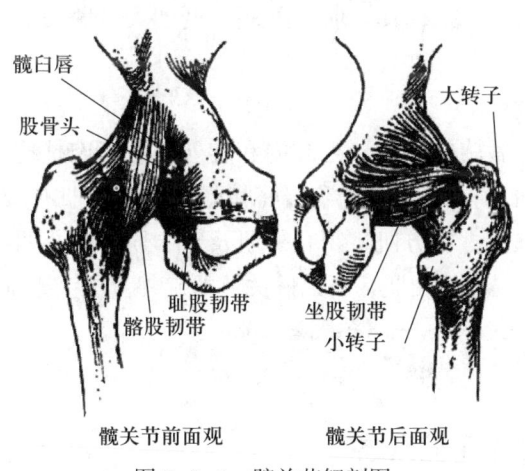

图 7-1-1　髋关节解剖图

（二）髋部及大腿部的相关肌群与运动特点

髋关节周围肌肉数目多，可分为髋肌和大腿肌，各自可分为多群，各群肌肉共同作用行使髋关节的功能。

1. 屈伸运动

髋关节的屈伸主要由髂腰肌、股直肌、阔筋膜张肌、缝匠肌完成，其拮抗肌（伸肌）有臀大肌、半膜肌、半腱肌及股二头肌长头，由于髋节是球窝关节，能在冠状轴上实现较大的屈伸活动范围，其屈曲角度一般可达140°，然而，股二头肌、半腱肌、半膜肌的止点位于胫骨上端，当髋关节屈曲且膝关节处于伸直位时，会限制髋关节的屈曲范围，使其最大屈曲角度约为80°，此外，髂股韧带较坚韧且位于关节囊前方，能限制髋关节的后伸，其后伸角度一般为35°。髂股韧带防止髋关节过伸的功能，对于维持人体直立姿势具有重要意义。

2. 内收外展运动

髂腰肌是髋肌中主要的屈髋肌，当下肢固定时，髂腰肌可使躯干前屈，如仰卧起坐。髋关节的屈伸运动与下肢其他关节相偶联，形成人的直立行走，下肢的活动几乎都伴有髋关节的屈伸运动。髋肌的后群，包括臀中肌、臀小肌及阔筋膜张肌，与大腿的内侧肌群相互拮抗，形成髋关节的内收、外展运动。由于球窝关节在冠状面上运动特征及对侧大腿的限制，使得髋关节的内收、外展运动范围总和一般只有45°。当髋关节屈曲时，关节囊周围的韧带会松弛，从而使内收、外展角度增大。髋关节的内收、外展运动有利于人体的变向运动。

3. 旋转运动

髋关节也能做旋转运动，由旋内和旋外两组肌肉拮抗完成，旋内肌有臀中肌、臀小肌的前部肌束以及阔筋膜张肌；旋外肌有腰大肌、臀大肌、闭孔内肌、梨状肌、股方肌、闭孔外肌及臀中肌、臀小肌的外侧部分。旋外肌的力量明显强于旋内肌，所以髋关节的旋外范围大于旋内范围。

二、髂胫束挛缩松解术后的康复

（一）髂胫束挛缩概述

由于髂胫束的肥厚或紧张，或局部有滑囊炎时，可使髂胫束出现挛缩。当髋关节进行屈伸运动时，挛缩的髂胫束就可能与股骨大转子相互摩擦而产生弹响。髂胫束挛缩是髋关节弹响的一个重要原因。

（二）髂胫束挛缩松解术后康复方案

1. 手术当天

以卧床休息为主，采用无痛体位，将下肢垫高以促进静脉回流。

术后转回普通病房，麻醉完全清醒后则可以开始进行踝泵练习。用力、缓慢、全范围屈伸踝关节以促进循环、消退肿胀、防止深静脉血栓，每小时至少做 5 分钟（图 7-1-2）。

踝泵练习

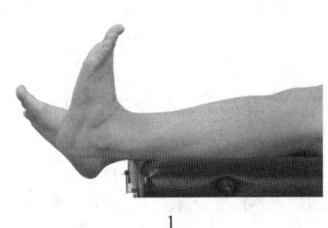
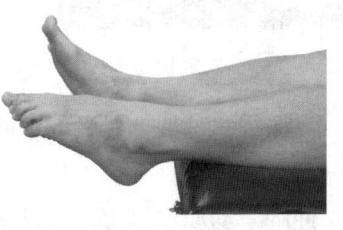

图 7-1-2 踝泵练习

2. 术后 1~3 天

（1）踝泵练习。继续并加强踝泵练习。

（2）股四头肌等长练习。在不增加疼痛的前提下尽可能多做，300 次 / 组，3~5 组 / 天（图 7-1-3）。

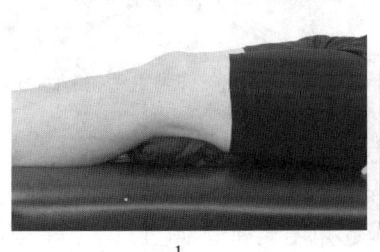
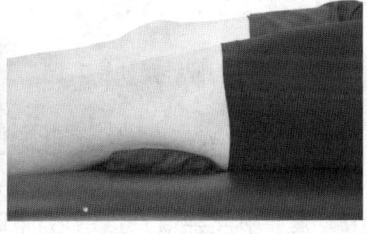

图 7-1-3 股四头肌等长练习

（3）腘绳肌等长练习。在不增加疼痛的前提下尽可能多做，300 次 / 组，3~5 组 / 天（图 7-1-4）。

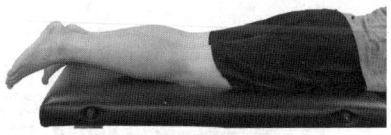

图 7-1-4 腘绳肌等长练习

（4）不负重行走。尽可能减少下床活动，可以扶单拐或双拐不负重行走上卫生间。

（5）直腿抬高练习。尽量伸直膝关节，将腿抬高至足跟离床 15 厘米处,保持至力竭为1次,8~10次/组,2~3组/天(图7-1-5)。

(6)俯卧髋后伸。尽量伸直膝关节,将腿抬离床面,保持至力竭为1次,8~12次/组,2~3次/天(图7-1-6)。

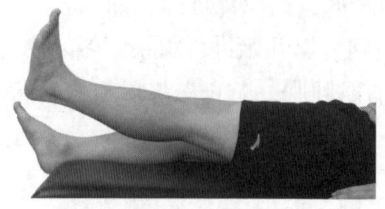

图7-1-5 直腿抬高练习

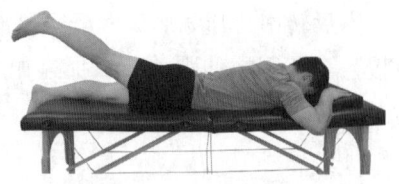

图7-1-6 俯卧髋后伸

(7)侧仰卧髋外展。尽量伸直膝关节,将腿抬离床面,保持至力竭为1次,8~12次/组,2~3次/天(图7-1-7)。

(8)仰卧主动屈髋练习。主动屈髋至疼痛耐受范围停留30秒为1次,8~12次/组,2~3次/天(图7-1-8)。

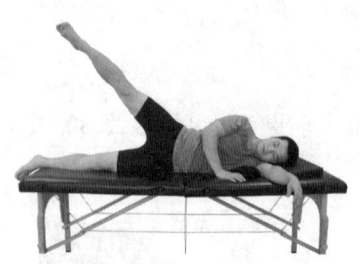

图7-1-7 侧仰卧髋外展

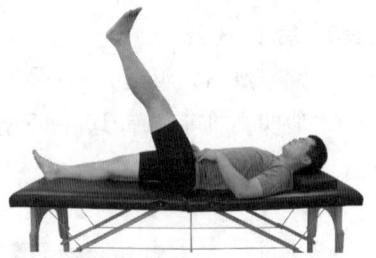

图7-1-8 仰卧主动屈髋练习

(9)髋关节外旋。主动外旋髋至疼痛耐受范围停留30秒为1次,8~12次/组,2~3次/天(图7-1-9)。术后2周,应与健侧腿相同角度。

(10)床上坐起练习。逐渐增加坐起角度至屈髋90°位,逐渐延长坐位持续时间为20~30分钟,2~3次/天(图7-1-10)。

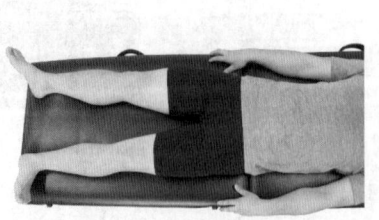

图7-1-9 髋关节外旋

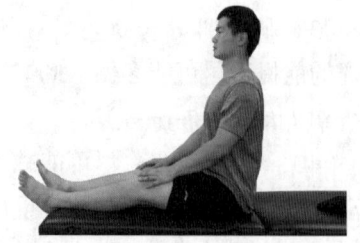

图7-1-10 床上坐起练习

3. 术后 4~7 天

（1）继续并强化直腿抬高等肌力练习，以及床上髋关节内收练习、床上髋关节内旋练习，8~12 次 / 组，2~3 次 / 天。

（2）坐位抗阻伸膝。用沙袋绑在患腿踝关节上方，做膝关节伸直练习，10~12 次 / 组，组间休息 10 秒，2~3 次 / 天。

（3）坐位并腿（图 7-1-11）。10~12 次 / 组，组间休息 10 秒，2~3 次 / 日；或并腿逐渐下蹲练习，10~12 次 / 组，组间休息 10 秒，2~3 次 / 天。

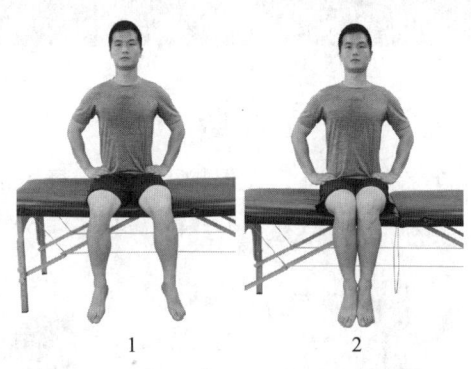

图 7-1-11　坐位并腿

（4）负重行走。持双拐室内负重行走，每次 20~30 分钟，2~3 次 / 天。

4. 术后 1~2 周

（1）负重及平衡。左右交替重心转移：在保护下双足分离，在微痛范围内左右交替移动重心，争取可达到患侧单腿完全负重站立（图 7-1-12），每次 5 分钟，2~3 次 / 天。前后交替重心转移：双足前后分离，移动重心，争取可达到患侧单腿完全负重站立（图 7-1-13），每次 5 分钟，2~3 次 / 天。

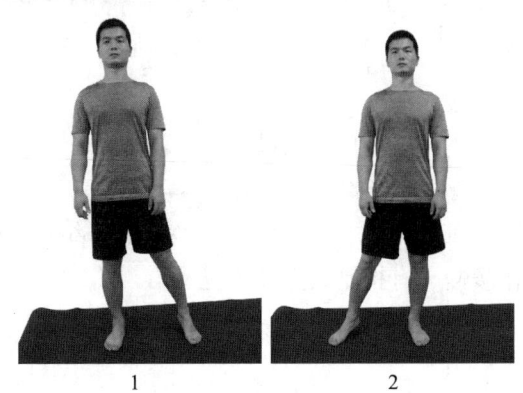

图 7-1-12　左右交替重心转移

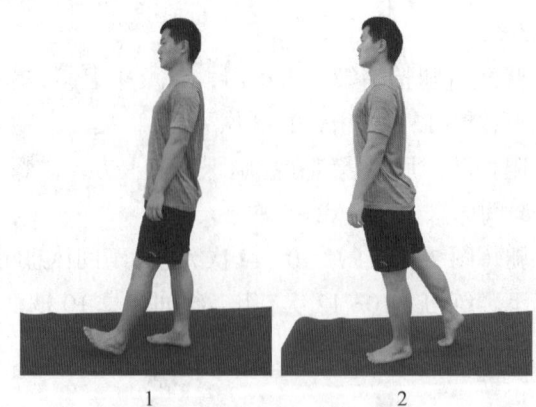

图 7-1-13　前后交替重心转移

（2）保护下全蹲。手扶物体，在保护下全蹲，身体正直，足跟不离开地面，尽可能使臀部接触足跟（图 7-1-14），每次 3~5 分钟，1~2 次/天。

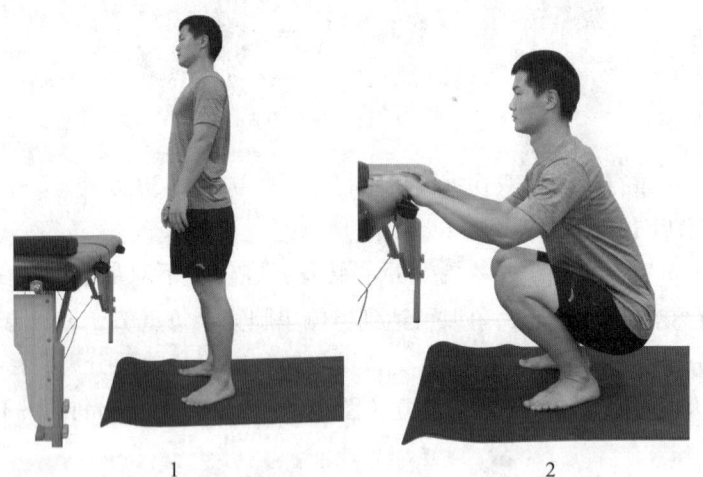

图 7-1-14　保护下全蹲

（3）静蹲练习（图 7-1-15）。静蹲或靠墙滑动练习，每次 2 分钟，休息 10 秒，8~12 次/组，2~3 组/天。

（4）前向跨步练习（图 7-1-16）。30 次/组，组间间隔 30 秒，2~3 次/天。要求动作缓慢、有控制、上体不晃动。

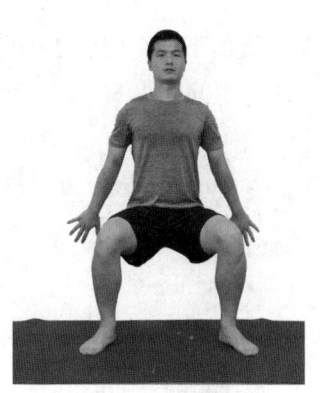 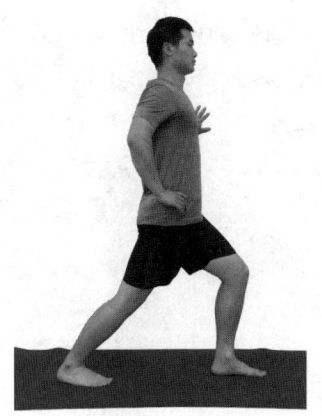

图 7-1-15　静蹲练习　　　图 7-1-16　前向跨步练习

（5）后向跨步练习。30 次/组，组间间隔 30 秒，2~3 次/天。要求动作缓慢、有控制、上体不晃动。

（6）侧向跨步练习（图 7-1-17）。20 次/组，组间间隔 30 秒，2~3 次/天。要求动作缓慢、有控制、上体不晃动。

5. 术后 3~4 周

经复查后无特殊不适，无复发大转子滑囊炎，即可逐步恢复各项日常生活活动及体育运动。

（1）箭步蹲。双足前后分立，两足间隔一大步距离。上体正直，双腿同时屈曲下蹲，至前侧腿膝关节屈曲 90°，后侧腿膝关节着地，双腿同时发力蹬直站起（图 7-1-18），8~12 次/组，组间间隔 45 秒，2~3 次/天。两腿交替进行。

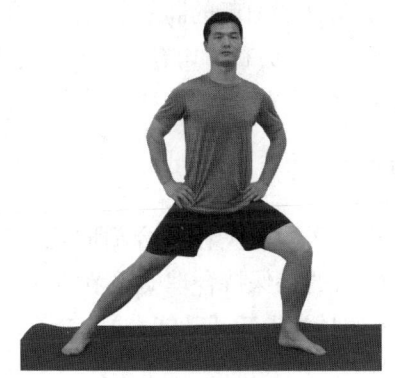 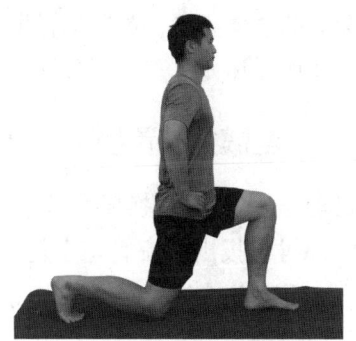

图 7-1-17　侧向跨步练习　　　图 7-1-18　箭步蹲

台阶前向下练习

（2）台阶前向下练习。患腿单腿站立，健腿伸直，足尖支撑于台阶上，身体重心前倾，完全落于患腿上，患腿膝关节缓慢下蹲至屈曲30°处，再缓慢蹬直至完全伸直（图7-1-19），8~12次/组，组间间隔30 s，2~3次/天。

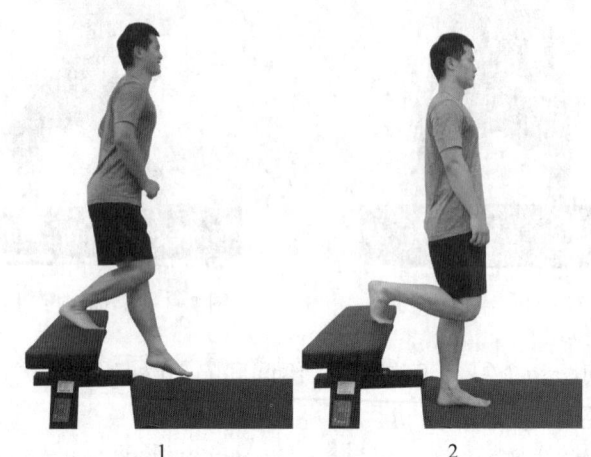

图7-1-19　台阶前向下练习

三、全髋关节置换术后的康复

（一）全髋关节置换术概述

人工全髋关节置换术是用人造髋关节置换所有髋关节以重建髋关节运动功能的一种手术。目的是解除髋部疼痛、纠正关节畸形、保持髋关节的稳定性，以获得较大的全髋关节活动，同时提高患者的生活质量。全髋关节置换手术常用于60岁以上因各种髋关节病变引起的髋关节疼痛，非手术治疗无效的老年患者，如陈旧性股骨颈骨折，头和臼均有破坏并有疼痛者；股骨头缺血性坏死；髋关节骨性关节炎；髋关节强直等。

（二）全髋关节置换术后康复方案

目前全髋关节置换术大多应用骨水泥固定（骨黏合剂固定），术后24~48小时可拔出引流管。康复治疗的目的是保持合理的关节活动度，增强肌力，重建关节的稳定性，提高患者的日常生活活动能力。

1. 术后0~2周

（1）术后患肢摆放位。术后患肢摆放于伸直位，髋外展15°~30°，穿丁字鞋以防止髋关节外旋。

（2）活动足趾及踝关节。术后当天麻醉消退后开始活动足趾及踝关节，每小时至少做5分钟，以促进患肢血液循环，消除肿胀及预防深静脉血栓形成。

（3）踝泵练习。用力、缓慢、全范围屈伸踝关节，以促进循环、消退肿胀、防止深静脉血栓，每小时做至少5分钟（图7-1-20）。

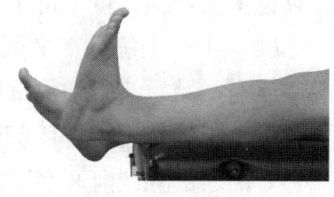

图7-1-20　踝泵练习

（4）等长收缩练习。加强股四头肌、腘绳肌、臀中肌和臀小肌的等长收缩练习。30次/组，2~3组/天。

（5）CPM练习。术后3天（拔出引流管后）即可开始CPM练习。这时屈髋角度应控制在90°以下，每次20~30分钟，2次/天，练习后即刻冰敷30分钟。整个运动过程中保持髋稍外展位。

（6）坐位训练。每次小于30分钟，床上坐位屈髋小于45°，床旁坐屈髋小于90°，同时避免屈膝、髋内收和髋内旋。

（7）转移训练。卧位时向术侧侧翻取床头柜上物品，半坐位时健侧取床头柜上物品。翻身向患侧翻身。下床时向术侧移向床边。上床时术侧先移上床。

（8）负重及平衡。一般从术后3~5天开始，患肢负重由1/2体重→2/3体重→4/5体重→100%体重逐渐过渡。可在平板秤上让患腿负重，以明确部分体重负重的感觉。逐渐至可达到患侧单腿完全负重站立（图7-1-21），每次5分钟，2次/天。

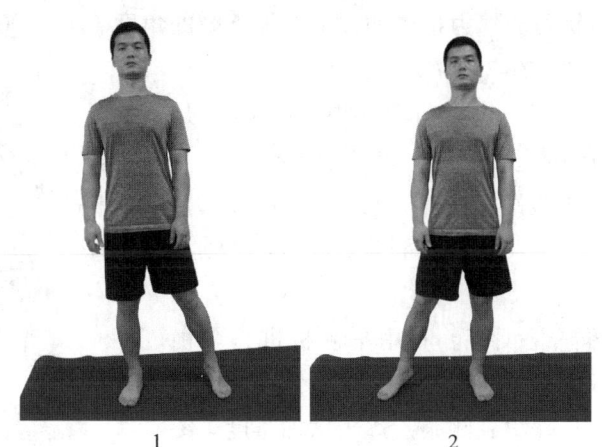

图7-1-21　负重及平衡

2. 术后3~4周

（1）踏车训练。由小负荷至大负荷，并逐渐减低座位的高度，但仍然要使髋关节屈曲角度不得小于90°。每次20~30分钟，2次/天。

（2）步态训练。在平衡杠内分别进行前后交替迈步训练，慢慢过渡到持拐步行、减重步行和负重步行。每次30分钟，2~3组/天。

提踵练习

（3）提踵练习。即用脚尖站立，包括双足分立与肩同宽，足尖正向前；"外八字"站立；"内八字"站立三种姿势，以练习不同肌肉及肌肉的不同部分（图7-1-22）。每次2分钟，休息5秒，10次/组，2~3组/天。

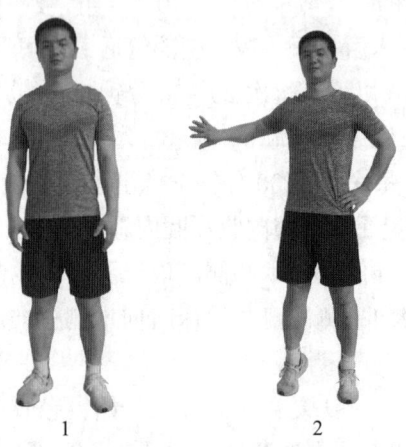

图7-1-22 提踵练习

3. 术后1~3个月

静蹲练习

（1）静蹲练习。随力量增加逐渐增加下蹲的角度（小于90°）。每次2分钟，间隔5秒，2~3组/天。

（2）跨步练习。包括前后、侧向跨步练习。20次/组，组间休息1分钟，2~3次/天。

（3）患侧单腿蹲起练习。要求缓慢、用力、有控制。20~30次/组，组间间隔30秒，连续做4~6组，2~3次/天。

（4）本体感觉训练。利用平衡板进行平衡训练，先从双侧开始，逐渐过渡到单侧训练，从静态到动态，从睁眼到闭眼，逐步增加难度（图7-1-23）。每天训练20分钟。

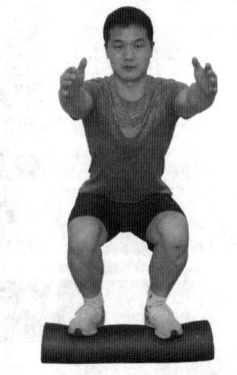

图7-1-23 本体感觉训练

第二节 膝部损伤康复技术

一、膝部解剖生理

膝关节是人体最复杂的关节之一,由股骨、胫骨、腓骨、髌骨构成。膝关节的主要功能为屈伸运动,在半屈或屈 90° 时有轻微的旋转运动。膝关节周围的肌肉和肌腱,内、外侧副韧带,前、后十字韧带以及内、外侧半月板等结构,共同维持膝关节的稳定性(图 7-2-1)。膝关节的任何组成部分遭到损害,都会影响膝关节的整体功能。

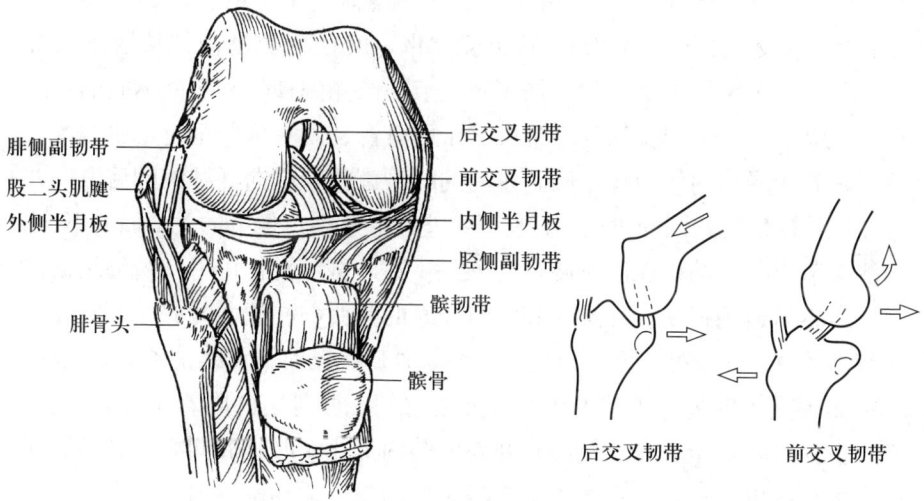

图 7-2-1 膝关节解剖图

(一)骨性结构

1. 股骨下端

股骨下端膨大处为内、外侧髁,其间为髁间窝,内侧髁的横径较外侧髁长,而矢径则较外侧髁短,外侧髁的髌面大而高凸,与髌骨关节面较大的外侧部相接触,并防止髌骨向外脱位。

2. 胫骨上端

胫骨上端膨大成为胫骨内、外侧髁，其关节面较为平坦，称为胫骨平台，略向后倾斜。在胫骨内、外侧髁之间骨质粗糙，其上突出部分为髁间隆起，胫骨平台上方由内向外分别附着"C"形和"O"形半月板。胫骨上端前侧有一三角形突起，称为胫骨粗隆，为髌韧带的附着处。

3. 髌骨

髌骨约呈三角形，顶向下、底向上，被包于股四头肌肌腱内，它是人体最大的籽骨，主要有保护股骨关节面、传递股四头肌力量、增大股四头肌作用力矩，以及维持膝关节稳定性的作用。

（二）关节韧带

膝关节有4条特别易损伤的韧带，即内侧副韧带（MCL）、外侧副韧带（LCL）、前交叉韧带（ACL）、后交叉韧带（PCL）。侧副韧带从冠状面加固膝关节，十字韧带从矢状面加固膝关节。内侧副韧带有两束不同的纤维束，一纵一斜。纵向排列的纤维束起于股骨髁，向下延伸至鹅足肌腱的后方，附着于胫骨内侧边缘。倾斜排列的纤维束位于纵向纤维束的后方，并且在股骨髁上有共同的止点。这些纤维止于胫骨后内侧方的关节面的下方。内侧关节囊复合结构能防止膝过度外翻。在外翻应力作用下，内侧副韧带浅层最容易遭到损伤。纤维在膝关节伸直时紧张，在屈曲时放松。胫骨做内旋运动时，纤维处于垂直放松位，而做外旋运动时，纤维是倾斜紧张的。十字韧带交叉穿过膝关节的中心，并以它们在胫骨上的附着位置而得名。前十字韧带附着于股骨外侧髁，并斜向前内下止于胫骨髁间嵴。胫骨髁间嵴止点与内侧半月板前角相连。在膝关节的整个活动范围内，前十字韧带紧张的部分是变化的。屈膝时前内束紧张，而伸膝时较大的后外束紧张。这条韧带平均4厘米长，中段1厘米厚。前十字韧带的主要功能是尽量减少胫骨的前平移，以及阻止胫骨的内旋。

（三）膝关节周围的肌肉

膝前肌主要为股四头肌，由股直肌、股外侧肌、股内侧肌和股中间肌组成。在下端汇成肌腱，经髌骨止于胫骨粗隆。主要功能是伸膝，其中股外侧肌是最强大的伸膝肌。

膝内侧肌有缝匠肌、股薄肌、半腱肌、半膜肌。其功能主要是屈膝和内旋小腿，此外，对膝关节内侧的稳定性也有十分重要的作用。

膝外侧肌有股二头肌、阔筋膜张肌及髂胫束。主要功能是屈膝以及维持膝外侧的稳定性。

膝后肌为腓肠肌、腘肌。主要有屈膝和稳定膝关节后侧的功能。

膝关节是较容易发生运动损伤的关节，特别是屈曲位，由于两侧的副韧带放松，关节的稳定性下降。另外，训练安排不合理，训练方法单一，也容易导致膝部的过用性损伤。

二、膝关节前交叉韧带损伤术后的康复

（一）损伤机制

前交叉韧带损伤比后交叉韧带损伤多见。一般认为，前交叉韧带断裂多系膝关节强力过伸、过屈、内旋、外展或强力屈曲内旋的结果。例如，运动员奔跑中不慎滑倒，膝关节极度内旋、屈曲，其小腿被压在身下，即可发生前交叉韧带损伤；膝骤然过伸，亦可使前交叉韧带损伤；此外，膝关节屈曲90°左右，小腿固定，大腿前面突然受到打击，使股骨向后错动，或小腿后面被撞击，胫骨上端向前错动，都可致使前交叉韧带损伤。

（二）临床表现

遭遇强力外伤时，有的患者感觉膝关节内有撕裂声，随即膝关节软弱无力，关节疼痛剧烈，迅速肿胀，关节屈伸受限制。有的可见关节周围有皮下瘀斑。

特殊检查可见膝前抽屉试验阳性：患者仰卧，屈髋45°，屈膝90°，小腿成中立位，医师以臀部压住患者足背以固定，双手抱住患者小腿上端向前拉。正常情况下，向前移动不超过0.5厘米。向前活动度加大，表明前交叉韧带损伤。

（三）膝关节前交叉韧带损伤的康复方案

1. 术后第1阶段（术后0~2周）

康复目的：以减轻术后疼痛/控制术后关节肿胀为主；每次训练结束后应进行10~15分钟冰敷，以减少膝关节液渗出。

（1）手术当天。当天麻醉消退后开始活动足趾及踝关节（图7-2-2），

每组5分钟，每天进行1组，目的是促进患肢血液循环，消除肿胀及预防深静脉血栓形成。

（2）术后第1天。术后24小时可佩戴膝关节支具，扶双拐，患肢不负重下地行走。用力、缓慢、全范围屈伸踝关节以促进循环、消退肿胀、防止深静脉

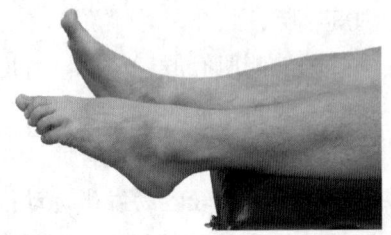

图7-2-2　活动足趾及踝关节

血栓。具体方法：平卧在床上，大腿放松，然后缓慢地尽最大角度地做踝关节跖屈动作，维持5秒左右，之后再向下做踝关节跖屈动作，让脚尖向下，保持5秒左右，循环反复地进行。每组进行5分钟，每天进行3组。股四头肌等长练习：平卧在床上，下肢伸直平放床上，尽可能用最大的力量紧绷大腿肌肉5秒再放松。每组进行5分钟，每天进行3组。直腿抬高练习：平卧在床上，下肢伸直平放床上，踝关节背伸状态下，直腿抬高至足跟离床面15厘米左右，保持至力竭再放松。每组进行10次，每天进行3组。

股四头肌等长收缩

（3）术后第2天。继续以上练习。开始侧抬腿练习：侧卧在床上，下肢伸直平放床上，直腿抬高至下肢与床面成30°，保持至力竭再放松。每组进行10次，每天进行3组。后抬腿练习：俯卧在床上，下肢伸直平放床上，直腿抬高至下肢与床面成30°，保持至力竭再放松（图7-2-3）。每组进行10次，每天进行3组。

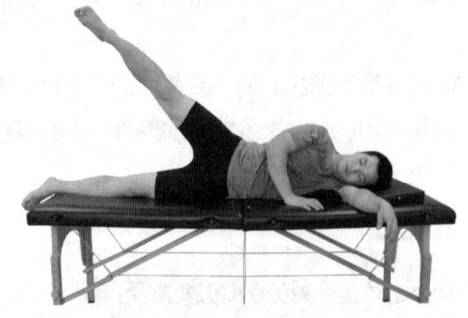

图7-2-3　侧抬腿练习

（4）术后第3天。开始负重及进行平衡练习，在保护下双足前后、左右分开，在微痛范围内前后、左右交替移动重心。

（5）术后第4天。佩戴膝关节支具的情况下，加强负重及平衡练习。

（6）术后第5天。继续并加强以上练习；屈曲练习至70°~80°，并开始主动屈伸练习，训练后冰敷。

（7）术后1~2周。膝关节主动屈曲达90°。

2. 术后第2阶段（术后2~6周）

康复目的：消除肿胀，加强关节活动度及肌力练习；提高膝关节控制能力及稳定性；在拐杖或支具帮助下能正常行走。

（1）术后2周。被动屈曲至90°~100°；继续进行踝泵练习、股四头肌等长练习、直腿抬高练习、侧抬腿练习以及后抬腿练习；如可单足站立1分钟，即可用单拐行走，并于室内可脱拐行走；伸膝达与健侧基本相同；开始在指导下主动练习屈曲。调整支具至0°~70°范围屈伸，并每3~5天加大角度，术后4周达到110°。

（2）术后3周。被动屈曲至100°~110°；加强主动屈伸练习，加强核心肌群练习；尝试脱拐行走。

（3）术后4周。被动屈曲达120°；调整支具至0°~110°范围屈伸；继续进行核心肌群强化练习。

3. 术后第3阶段（术后6周~3个月）

康复目的：恢复正常的膝关节活动度；强化肌力训练，改善关节稳定性及灵活性；去除拐杖及膝关节支具，恢复日常生活活动能力。

（1）术后6~7周。被动屈曲达130°；开始患侧单膝屈45°~60°的蹲起练习；功率自行车轻负荷练习。靠墙静蹲：背靠墙，双足分开，与肩同宽，下蹲时注意膝关节不能超过脚尖，大腿和小腿之间的夹角不要小于90°。每次蹲到无法坚持1组，每天进行3组。跨步练习：包括前后、侧向跨步练习，20次/组，组间休息1分钟，2~3次/日。

（2）术后8~10周。被动屈曲角度逐渐至与健侧相同；"坐位抱膝"与健腿完全相同后，开始逐渐保护下全蹲；强化股四头肌、腘绳肌、核心肌群等肌力训练。

（3）术后10周~3个月。主动屈伸膝角度基本与健侧相同。上下台阶练习：上台阶时，先用健侧下肢上台阶，然后患侧下肢上台阶；下台阶时，先用患侧下肢下台阶，然后健侧下肢下台阶。

4. 术后第4阶段（术后4~6个月）

康复目的：强化肌力及关节稳定训练，全面恢复日常生活各项活动，逐渐恢复正常运动。

双腿跳练习

（1）双腿跳练习。双足站立，平均分配体重，开始时进行轻度蹦跳，脚尖不离开地面（图7-2-4）。当能持续地、正确地完成此动作且不引起关节症状时，可以进行单腿蹦跳练习。

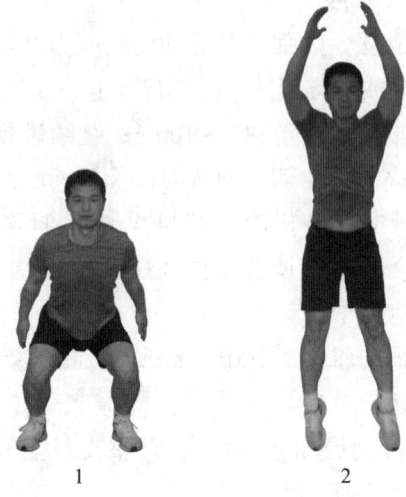

图7-2-4　双腿跳练习

（2）单腿跳跃练习。单腿站立，对侧手臂和下肢摆动向上跳起，着地时，对侧腿屈膝屈髋缓冲落地，在半蹲位保持平衡维持2~3 s。两腿交换重复练习10~20次。

（3）其他练习。可开始游泳（早期禁止蛙泳）、跳绳及慢跑。

5. 术后第4阶段（术后7个月~1年）

第4阶段为恢复运动期，强化肌力及跑跳中关节的稳定性，全面恢复体育运动，运动员可以恢复专项训练。

三、膝关节内侧副韧带损伤术后的康复

（一）损伤机制

膝关节屈曲，小腿突然外展外旋，或足及小腿固定，大腿突然内收内旋，都可使内侧副韧带损伤。如跳远时落地不正确，两腿没有并拢，单侧小腿与外展外旋持重，身体重心失去平衡，或关节外侧受到暴力冲击等，均可造成损伤。扭转力大小与损伤程度有极为密切的关系，严重扭转力会使韧带完全断裂合并内侧半月板撕裂、前十字韧带损伤。

（二）临床表现

膝内侧副韧带损伤者有膝关节外侧受直接暴力或扭转运动史，伤后膝内侧肿胀、疼痛和皮下瘀斑，严重者有膝关节肿胀。单纯扭伤者仅有局部压痛，韧带完全断裂者侧向应力试验阳性。

特殊检查可见膝关节外翻应力试验阳性：患者仰卧于检查床上，膝屈曲30°，术者一手固定膝关节外侧，另一手置于小腿下端内侧，推小腿向外，膝内侧出现牵扯疼痛或松开口感为阳性。

（三）膝关节内侧副韧带损伤的治疗方案

1. 术后第1阶段（0~3周）

石膏固定。减轻疼痛，肿胀；尽早做肌力练习，以防止肌肉萎缩。

（1）当天麻醉消退后，开始活动足趾及踝关节，每组5分钟，每小时1组。

（2）术后第1天开始踝泵练习，股四头肌（图7-2-5）、腘绳肌等长练习。

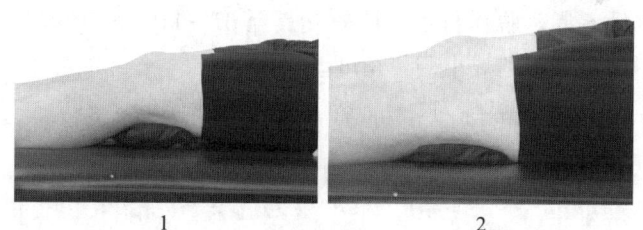

图7-2-5　股四头肌等长练习

（3）术后第2天重复第一天的练习，可扶拐下地，但不宜过多行走，以免引起关节液渗出引起肿胀。开始尝试直抬腿、外侧抬腿练习及后抬腿练习。

2. 术后第2阶段（4~8周）

进行加强关节活动度练习、强化肌力练习、本体感觉练习，逐步改善步态。

（1）术后4周。开始屈膝练习，屈曲角度为0°~60°，如基本无痛可接近90°；伸展练习：放松肌肉使膝关节自然伸展，每次30分钟，每

负重及平衡
练习

天1~2次；负重及平衡练习：双足前后、左右分开，在微痛范围内前后（图7-2-6）、左右交替移动重心，如患腿可以单足站立，则可以开始单拐行走。

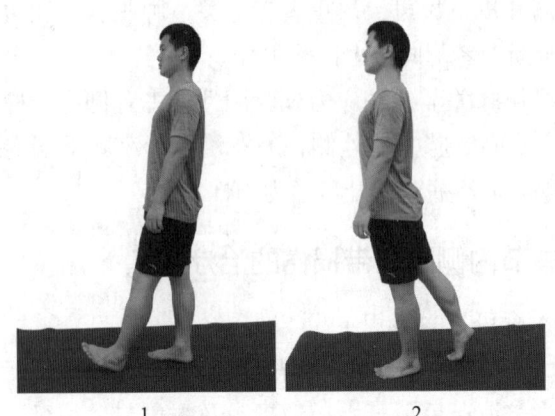

图7-2-6 负重及平衡练习

（2）术后5周。伸膝活动度达到正常水平，调整支具至0°~70°，开始坐位或卧位抱膝练习屈曲。开始俯卧位"勾腿练习"。

（3）术后6周。脱拐行走，调整支具至0°~110°，如调整后行走及负重时关节不稳明显，则减小调整角度。

开始站立位"勾腿练习"，前后、侧向跨步练习（图7-2-7）及静蹲练习。

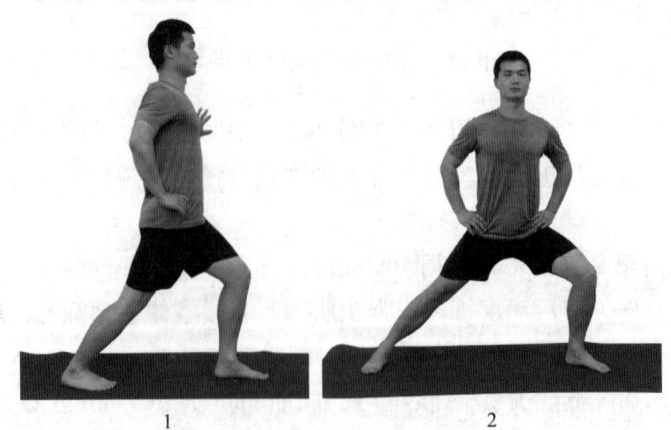

图7-2-7 前后、侧向跨步练习

（4）术后 7 周。被动膝关节屈曲练习达 140°，开始练习患侧单腿蹲起，刚练习时可以扶平衡杠等，身体不能过多晃动，每次 5 分钟，2~4 次 / 天。

（5）术后 8 周。强化膝关节被动屈曲练习，被动屈曲角度达到与健侧相同。尝试保护下全蹲，每次 5 分钟，2~4 次 / 天；强化肌力，使用沙袋坐位抗阻伸膝 30 次 / 组，休息 30 秒，2~3 次 / 天。

3. 术后第 3 阶段（9 周~3 个月）

功能基本恢复。此阶段的目的为强化肌力，改善关节稳定性；恢复日常生活并初步恢复运动能力。

（1）每日俯卧位屈曲使足跟触臀部，持续牵伸，每次 10 分钟。

（2）前向下台阶练习，要求动作缓慢、有控制、上身不晃动（图 7-2-8），20 次 / 组，组间间隔 30 秒，6~8 组 / 天。

（3）开始游泳、跳绳及慢跑。

（4）运动员开始基本动作练习。

由于此期韧带尚不足够坚固，练习应循序渐进，不可勉强或盲目冒进，运动时要戴护膝保护。

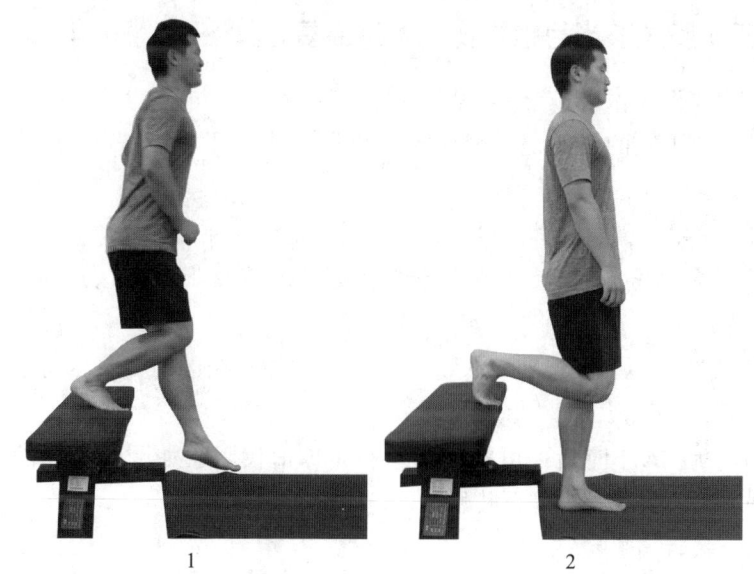

图 7-2-8　前向下台阶练习

4. 术后第 4 阶段（3 个月后）

恢复运动期。此阶段的目的为强化肌力与跑跳时关节的稳定性，逐步恢复运动或专项训练。

四、半月板损伤的术后康复

（一）损伤机制

小腿固定，大腿受到内旋的力，小腿受到外展和外旋的力，易引起内侧半月板损伤；膝关节微屈时，股骨内外旋，再突然伸直或下蹲时，易引起外侧半月板损伤。例如，篮球运动切入投篮时，跳起或落地伴有身体旋转，足球运动中疾跑转向急行转身等都是损伤的常见动作。

（二）临床表现

有明确的受伤史。膝关节一侧出现固定的疼痛，关节周围浮肿，浮髌试验可能出现阳性；膝关节活动时在损伤侧可听到弹响声，且常伴有该侧疼痛及膝关节交锁现象。

麦氏征（Mcmurray）阳性：被动伸屈旋转膝关节，引起痛、响者为阳性。

（三）膝关节半月板损伤的术后康复方案

1. 保护期（术后 1 天~4 周）

保护期康复的目的是减轻疼痛，肿胀；早期肌力及关节活动度练习，以防止关节粘连、肌肉萎缩。

（1）手术当天。麻醉消退后，开始活动足趾、踝关节。

① 踝泵练习：用力、缓慢、全范围屈伸踝关节，每组 5 分钟，每间隔 1 小时做 1 组。

② 股四头肌、腘绳肌等长练习：在不增加疼痛的前提下尽可能多做，每日大于 500 次。

③ 术后 24 小时后：可扶拐下地行走，但仅限于如厕等必要的活动，并根据手术医生指导明确患肢是否可负重。

（2）术后第 1~2 天。

① 开始直抬腿：平卧在床上，下肢伸直平放床上，踝关节背伸状态下，直腿抬高至足跟离床面 15 厘米左右，保持至力竭再放松（图 7-2-9），每组进行 10

直抬腿练习

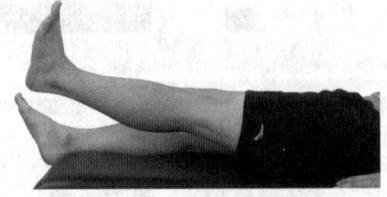
图 7-2-9　直抬腿练习

次,每天进行 3 组。

② 开始侧抬腿练习:侧卧在床上,下肢伸直平放床上,直腿抬高至下肢与床面成 30°,保持至力竭再放松(图 7-2-10),每组进行 10 次,每天进行 3 组。

③ 后抬腿练习:俯卧在床上,下肢伸直平放床上,直腿抬高至下肢与床面成 30°,保持至力竭再放松(图 7-2-11),每组进行 10 次,每天进行 3 组。

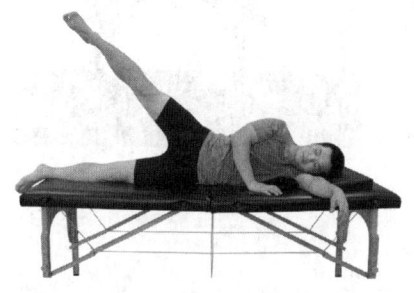 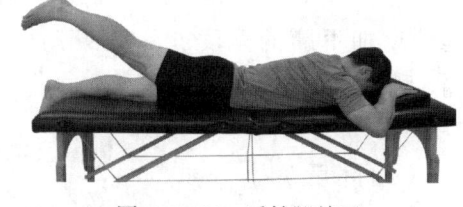

图 7-2-10　侧抬腿练习　　　　图 7-2-11　后抬腿练习

④ 负重及平衡练习:双足前后、左右分开,在微痛范围内前后、左右交替移动重心,如患腿可以单足站立,则可以开始单拐行走,但不应引起明显的疼痛、肿胀,且不能过多地行走。

(3)术后第 3~7 天。

① 继续以上练习。

② 根据情况决定是否开始屈曲练习,微痛范围内,达到尽可能大的角度,每次 10 分钟,每天 2~3 次,运动后用冰敷。

③ 在支具保护下开始单腿站立平衡练习,每次 5 分钟,每天 2~3 次。

④ 术后 4~6 天开始俯卧位主动屈曲练习,在 0°~45° 屈伸范围内进行,每组 30 次,每天 2~3 组。可以沙袋为负荷,练习后即刻冰敷。

⑤ 术后 7 天左右主动屈膝能接近 90°。

(4)术后 1 周。

① 被动屈曲练习,被动屈曲角度至 100°~110°。

② 可单足站立,可不用拐短距离行走。

③ 开始站立位主动屈膝大于 90°。抗阻屈曲至无痛的最大角度保持 10~15 秒,每组 30 次,每天 3~5 组。

(5)术后 2 周。

① 被动屈曲练习至 110°~120°。

② 开始前后、侧向跨步练习,动作缓慢、有控制、上身不晃动。动作要领:站立位,双足与肩同宽,足尖向前,借助健侧单腿支撑,患腿伸膝向前、向后、向外、向内 4 个方向进行跨步练习。力量增强后,可双手提重物进行负荷训练,组间间隔 30 秒,连续做 2~4 组,每天 2~3 次。

③ 开始靠墙静蹲练习,随力量增加逐渐增加下蹲的角度,每次 2 分钟,间隔 5 秒,每组 5~10 次,每天 2~3 组(图 7-2-12)。

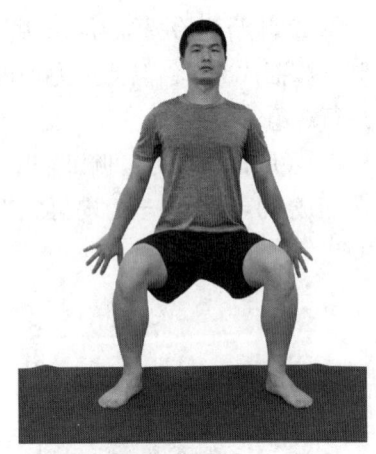

图 7-2-12　靠墙静蹲练习

(6)术后 3 周。

① 继续被动屈曲练习,且被动屈曲角度达 120°~130°。

② 开始单膝蹲起练习,在 0°~45° 范围蹲起,要求动作缓慢、有控制、上体不晃动。必要时可双手提重物以增加练习难度,20 次/组,间隔 30 秒,连续做 2~4,1~2 次/天。

(7)术后 4 周。

① 被动屈曲角度逐渐至与健侧相同,同时在膝关节的活动末端进行适当牵伸,以增加膝关节活动度。

② 坐位抗阻伸膝练习,在踝关节上方绑沙袋或弹力带,重量由轻到重逐渐加大,每组 8~12 次,组间休息 30 秒,每次练习 4~6 组,每天练习 2~3 次(图 7-2-13)。

坐位抗阻伸膝练习

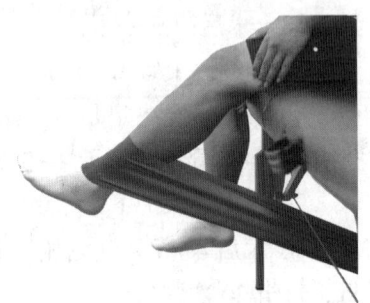

图 7-2-13　坐位抗阻伸膝练习

2. 中、后期(术后 1~2 个月)。

(1)前向下台阶练习,20 次/组,组间间隔 30 秒,连续做 2~4 组,2~3 次/天。

(2)保护下全蹲,双足与肩同宽,足尖正直向前,支撑保护下缓慢全蹲,足跟不离开地面,至感到疼痛处保持 5 分钟,待疼痛减轻后继续加大角度(图 7-2-14)。注意双腿平均分配体重,尽可能使臀部接触足跟。此练习可强化屈髋及屈膝的最大角度，同时是下蹲拾物、系鞋带、如厕等日常生活中必须动作的功能性练习。一般为每次 3~5 分钟，1~2 次 / 天。

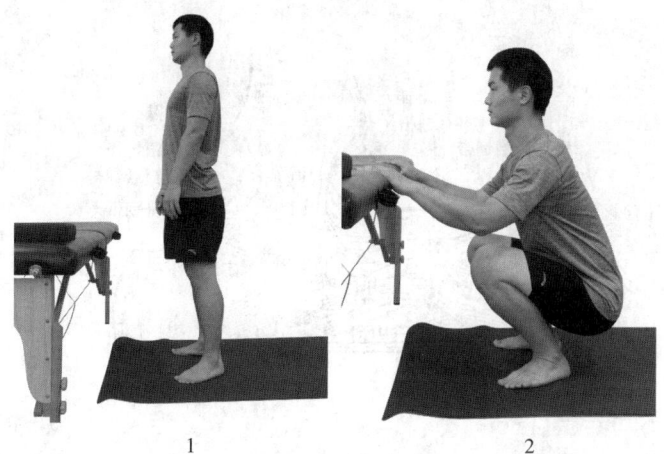

图 7-2-14　保护下全蹲

（3）开始游泳、跳绳及慢跑。

（4）运动员开始专项运动的基本动作练习，运动时戴护膝保护。

3. 开始专项运动训练阶段（术后 3 个月）

半月板修复术后康复：半月板前、后角损伤缝合术后可早期部分负重；半月板体部损伤缝合术后 4 周内患肢完全不负重。术后 1~2 周内不进行屈曲练习，术后 4 周内不进行主动屈曲练习，每周进行被动屈曲练习 2~3 次。

第三节　小腿部及足踝部损伤康复技术

一、踝及足部解剖生理

足部位于人体下肢的末端，是人体承重和行走的主要部分。要同时满足这两个功能，足部必须具备足够的灵活性和刚性。这两个看似矛盾的条件，必须建立在足部复杂的结构基础之上。足部有 26 块骨骼，30 多个关节，以及超过 100 条相互交织的肌肉和韧带（图 7-3-1），与胫骨和腓骨等踝部结构共同组成了足踝部的肌肉骨骼系统。因此，足部既有一定的刚性来承受压力，又具有一定的灵活性来适应不同的地面和运动的需求。同时，健康足部的正常感觉功能可为下肢肌肉提供重要的保护与反馈。

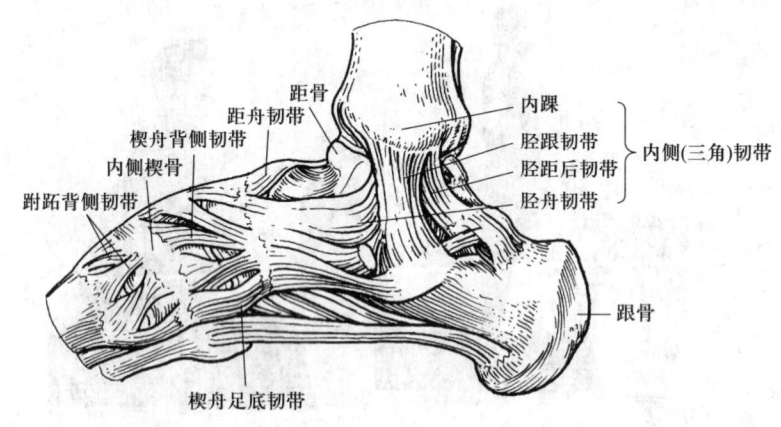

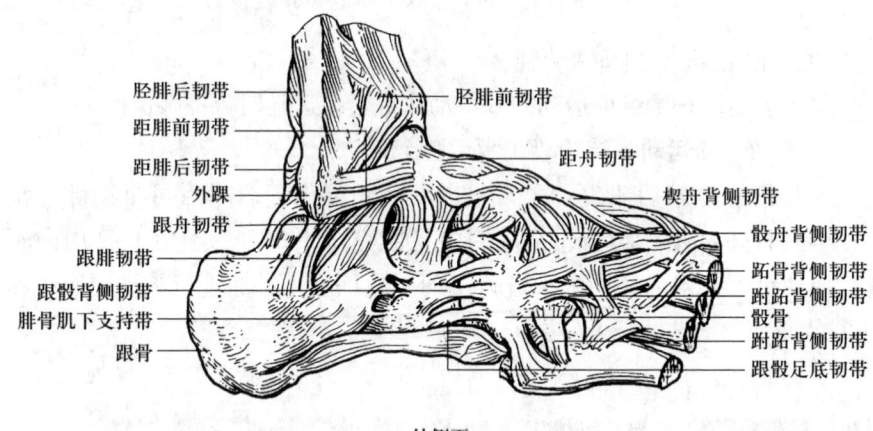

图 7-3-1 踝关节及其韧带

（一）足踝部的关节

从结构上区分，足部可以分为前足、中足和后足三大部分。前足由 14 块趾骨和 5 块跖骨组成；中足由 5 块不规则的跗骨组成，分别是舟状骨、骰骨和 3 块楔状骨；后足由距骨、跟骨和距下关节组成；踝部由距小腿关节和下胫腓关节构成。

距骨的上方与胫骨、腓骨构成了非单一轴铰链的踝关节，下方与跟骨形成距下关节。距舟关节由距骨和舟骨构成，跗横关节由距舟、跟骰、舟楔组成，而跖跗关节是由跖骨基底与骰骨及楔骨相连的关节。距下关节的主要运动是内旋和外旋，产生动作的平面并不在任何一个人体的平面，而是与矢状面、额状面和水平面各成角度斜向动作，故称为"三平面动作"；踝关节的屈伸运动与距下关节和足的运动是联动的，当踝关节跖屈时，足内翻、内旋，当踝关节背屈时，足外翻、外旋。实际上，跖屈、背伸运动发生在踝关节。足的内、外翻则在距下关节发生，跗横关节并无真正内、外翻作用，仅有侧方旋转。前足内、外翻时，必伴随有内、外旋。

踝关节的内侧韧带呈三角形，称为三角韧带。该韧带是踝关节最强壮有力的韧带，其主要作用是提供踝关节内侧的稳定性，并限制足的过度外翻。踝关节外侧的韧带没有内侧那么强壮，主要分为三条，从前到后分别是：距腓前韧带（ATF）、跟腓韧带（CF）和距腓后韧带（PTF）。其主要作用是提供踝关节外侧的稳定性，并防止足、踝的过度内翻。

（二）足弓

足部有纵弓和横弓两个弓形结构，纵弓又可分为内侧纵弓和外侧纵弓。内侧纵弓由跟骨、距骨、舟骨、三块楔骨及内侧三块跖骨构成，其弹性和曲度较大，因此它的主要功能是吸收震荡；外侧纵弓曲度较小，由跟骨、骰骨及第4、5跖骨构成，由于其缺乏弹性，故主要功能是支撑体重。纵弓的结构使人类更有利于长期行走，足弓可以减震，且为神经、血管提供安全的通道。横弓由第2、3楔骨及2、3、4跖骨呈楔形排列而成。

（三）足踝部的肌肉

足踝部的肌肉不仅控制各关节的运动，还为各关节提供必要的稳定性，同时为行走提供动力，并吸收因外力造成的震荡。足踝部的主要肌肉可以分为4个区域，分别是：前室、侧室、后室浅层和后室深层。

1. 前室肌群

前室肌群包含：胫骨前肌、趾长伸肌、拇长伸肌和第3腓骨肌。它们都是踝背屈肌，由腓神经深支支配。胫骨前肌还有足内翻的作用，并为内侧纵弓提供支撑；趾长伸肌和第3腓骨肌还有轻微足外翻的作用。

2. 侧室肌群

侧室肌群包含：腓骨长肌和腓骨短肌，是足部关节的主要外翻肌群，由腓神经浅支支配，为外踝提供主要的动态稳定性。

3. 后室浅层肌群

后室浅层肌群包含：腓肠肌、比目鱼肌和跖肌。

4. 后室深层肌群

后室深层肌群包含：胫骨后肌、趾长屈肌和踇长屈肌。

以上都是踝关节的跖屈肌群，由胫神经支配。腓肠肌还有屈膝的功能；胫后肌具有足内翻功能，并支撑足弓。

二、跟腱断裂的术后康复

（一）损伤机制

跟腱周围无腱鞘，仅有由疏松网状结缔组织构成的腱周组织来连接肌腱与其周围的筋膜，其中含有供给肌腱营养的血管。跟腱邻近上端肌肉处及其下端跟腱附着处，血供丰富，而在跟腱止点上3~4厘米处，血供较差，跟腱损伤后该处不易恢复，故该处易发生断裂。跟腱断裂主要是长期反复提踵发力且训练部位过于集中，跟腱因过多的牵拉而产生退行性病变而产生的。跟腱断裂少数为急性拉伤，即一次突然提踵发力或承受大力缓冲所致。

（二）临床表现

临床上，多数跟腱断裂者均有外伤史。多于发力瞬间感到跟腱部位受到沉重打击，有时可闻撕裂声，同时跟腱部位发生剧烈疼痛，出现小腿跖屈无力。

查体：跟腱部位肿胀，压痛明显。肌肉收缩时，在断裂处可触及凹陷，足跖屈功能障碍，失去正常行走步态。

跟腱完全断裂试验（捏小腿三头肌试验）：令患者俯卧，双足恰好伸出检查床尾端，检查者用手挤压患者小腿的腓肠肌，若不出现跖屈动作，表明该跟腱完全断裂。可两侧对比。

X射线检查可见跟腱阴影连续性中断或紊乱。有时可见跟腱钙化或跟骨撕脱性骨折。

（三）跟腱断裂的术后康复方案

1. 手术当天

（1）术后麻醉消退后，尽早开始活动脚趾，如疼痛不明显，可尝试收缩股四头肌，即大腿肌肉绷紧及放松，在不增加疼痛的前提下尽可能多做，大于 500 次/天，以促进血液循环，防止肿胀。抬高患肢 3~5 天。

（2）术后第 1 天开始，每天进行小腿三头肌等长收缩练习（绷脚尖练习），在床上练习上肢力量，以及直抬腿和侧抬腿练习。

2. 术后 1 天

（1）术后 1 天即可持拐下床如厕。

（2）活动足趾。用力、缓慢、尽可能大范围地活动足趾。但绝对不可引起踝关节跖屈运动，30 次/组，每间隔 1 小时进行 1 组。

（3）继续并加强股四头肌等长练习。

3. 术后 2 天

（1）继续以上练习。

（2）可扶双拐患脚不着地行走，但只是如厕等必要的日常活动。

（3）开始直抬腿练习，此练习包括向上的、向内收的侧抬腿及外展的侧抬腿、向后的后抬腿练习，以强化大腿前后、内外侧的肌肉，避免萎缩无力。30 次/组，组间休息 30 秒，连续做 4~6 组，2~3 次/天。

4. 术后 4 周

（1）踝关节被动活动度练习。被动地屈伸和内外翻踝关节，缓慢、用力、最大限度地活动，但必须在无痛或微痛范围内，因为早期组织愈合尚不够坚固，过度牵拉可能造成不良后果，每次 10~15 分钟，2 次/天。练习前热敷 20~30 分钟，以提高组织温度，改善延展性，增强练习效果。

（2）开始膝关节屈曲练习。长时间固定膝关节，会引起膝关节活动度下降，每次 20~30 分钟，2~3 次/天。

（3）开始膝关节伸展练习。每次 20~30 分钟，2~3 次/天。

（4）开始腿部肌力练习。选用中等负荷（完成 20 次动作即感疲劳的负荷量），20 次/组，2~4 组连续练习，组间休息 30 秒，2 次/天。练习腿部绝对力量，以恢复石膏固定期萎缩的大腿肌肉力量。

5. 术后 5 周

（1）开始被动踝关节屈伸练习（图 7-3-2）。逐渐加力并增大活动度，每次10~15分钟，2次/天。活动度练习应循序渐进，在2~3个月使患侧踝关节的活动度（即活动范围）达到与健侧相同。

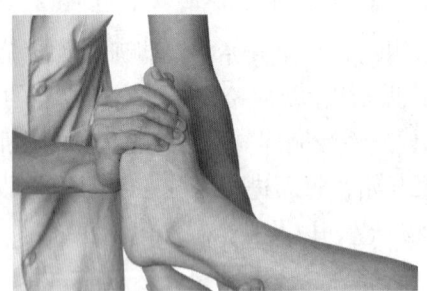

图7-3-2　被动踝关节屈伸练习

（2）踝关节内外翻活动度练习。缓慢、用力、最大限度内外翻踝关节。必须在无痛或微痛范围内，并逐渐增加角度和活动力度，因组织愈合尚不够坚固，过度牵拉可能造成不良后果，每次10~15分钟，2次/天。可在练习前热敷20~30分钟，以提高组织温度，改善延展性，增强练习效果。

6. 术后6周

（1）去除石膏托，开始穿垫高后跟的鞋，逐渐负重和恢复行走。以硬纸板剪成鞋后跟大小，垫在鞋后跟内约3厘米高，开始扶拐行走，2~3天撤掉一层硬纸板，2~3周内撤完，过渡至穿平底鞋行走。

（2）开始前后、侧向跨步练习。前向跨步练习力量增强后，可双手提重物为负荷或在踝关节处加沙袋为负荷（图7-3-3）。20次/组，组间间隔30秒，连续做2~4组，2~3次/天。要求动作缓慢、有控制、上体不晃动。

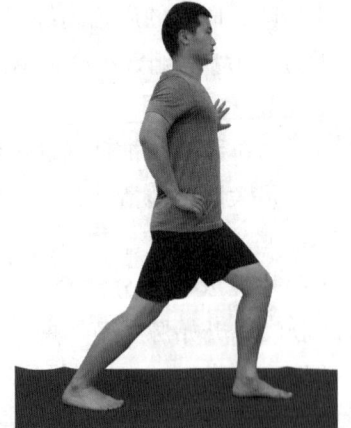

图7-3-3　向前跨步练习

（3）后向跨步练习。力量增强后，可双手可提重物为负荷或在踝关节处加沙袋为负荷，20次/组，组间间隔30秒，连续做2~4组，2~3次/天。要求动作缓慢、有控制、上体不晃动。

7. 术后7周

（1）开始静蹲练习，加强腿部力量，以强化下肢功能和整个下肢的控制力，每次 2 分钟，休息 5 秒，10 次 / 组，2~3 组 / 天。

（2）抗阻"勾脚"。抗弹力带阻力完成"勾脚（脚尖向上勾的动作）"动作，30 次 / 组，组间休息 30 秒，连续做 4~6 组，2~3 次 / 天。

（3）抗阻"绷脚"。抗弹力带阻力完成"绷脚（脚尖向下踩的动作）"动作，30 次 / 组，组间休息 30 秒，4~6 组连续，2~3 次 / 天。

8. 术后 8 周

（1）达到正常步态行走。

（2）继续加强踝关节周围肌肉力量：坐位垂腿"勾脚"练习。

9. 术后 9 周

穿平跟鞋练习走路，逐步由双拐到单拐，然后去拐。

10. 术后 3 个月

可以开始慢跑和提脚后跟练习，此时跟腱容易发生再断裂，应避免突然猛跑，防止意外摔倒。采用循序渐进的方式，由慢跑到快跑，再到跳。

11. 术后 6 个月

可进行专项训练。若出现活动后术区肿胀、疼痛，应休息、冰敷，门诊复查。

三、踝关节韧带扭伤的康复

踝关节韧带扭伤是指踝关节的一条或几条韧带发生不同程度的损伤或撕裂。踝关节损伤是最常见的运动损伤，而踝关节扭伤中又以内翻扭伤最常见，距腓前韧带是最常扭伤的韧带。大多数踝关节扭伤通常发生在一些如高速起跳（跳跃）、侧方滑步动作，还有急停的运动项目，如足球、篮球、曲棍球等。

（一）损伤机制

多因行走或跑步时突然踩踏不平的地面或上下楼梯、走坡路不慎踏空，使足过度内翻或外翻而产生踝部扭伤。距腓前韧带断裂时，常有关节囊和关节滑膜的撕裂，关节淤血。内侧韧带深层断裂，断裂的韧带和关节附近的脂肪组织可嵌入关节间隙内。此外，血肿刺激跗骨窦内脂肪产生炎症，导致长时间的疼痛。

（二）临床表现

损伤轻者仅局部肿胀、压痛，损伤重者整个踝关节均可肿胀，并有明显的皮下瘀斑，皮肤呈青紫色，跛行步态，伤足不敢用力着地，活动时疼痛加剧。距腓前韧带损伤，压痛点在外踝前下方；跟腓韧带损伤，压痛点在外踝尖偏后下约 1 厘米处；三角韧带损伤，压痛点在内踝前下方或内踝尖下方。严重损伤者，在韧带撕裂处可摸到有凹陷，甚至摸到移位的关节面。

（三）踝关节韧带扭伤的康复治疗方案

1. 石膏固定期

即伤后第 1 天到伤后 4 周这段期间（根据损伤及手术的不同，可能需要固定 4~6 周不等）。

伤后第 1 天进行如下练习：

（1）活动足趾。用力、缓慢、尽可能大范围地活动足趾，但绝对不可引起踝关节活动，每组 5 分钟，每间隔 1 小时进行 1 组。

（2）股四头肌等长练习。大腿肌肉绷劲及放松，在不增加疼痛的前提下尽可能多做，大于 500 次/天。

伤后第 2 天~4 周进行如下练习：

（1）继续伤后第 1 天的练习。

（2）可扶双拐患足不负重下地，但仅局限于如厕等必要的日常活动。

（3）开始直抬腿练习。此练习包括向上的、向内收的侧抬腿及外展的侧抬腿、向后的后抬腿练习，以强化大腿前后、内外侧的肌肉，避免萎缩无力。30 次/组，组间休息 30 秒，连续做 4~6 组，2~3 次/天。

（4）逐渐开始腿部肌力练习。选用中等负荷（完成 20 次动作即感疲劳的负荷量），20 次/组，连续练习 2~4 组，组间休息 30 秒，2 次/天。练习腿部绝对力量，以恢复石膏固定期萎缩的大腿肌肉力量。

2. 伤后 4 周

石膏拆除，若仍未拆除石膏，可以延迟以下训练。

（1）开始踝关节主动屈伸练习。逐渐增大活动度，在 1~2 个月内使踝关节的活动度达到与健侧相同。

（2）开始各项肌力练习，包括静蹲练习、抗阻"勾足"、抗阻"绷足"。

（3）扶单拐脚着地行走。开始负重及重心转移练习，使患腿逐渐负重。

（4）本体感觉、平衡及协调性训练。从部分负重到完全负重渐进性进行本体感觉、平衡训练。平衡板站立，每次 10~15 分钟，每天 2 次（图 7-3-4）；单腿站立训练，每次 15~20 分钟，每天 2 次，从用肋木到不用肋木。有条件的可以在平衡仪上进行平衡训练。

（5）逐步开始踝关节及下肢功能性练习。前向跨步练习，力量增强后可双手提重物为负荷或在踝关节处加沙袋为负荷。后向跨步及侧向跨步练习。

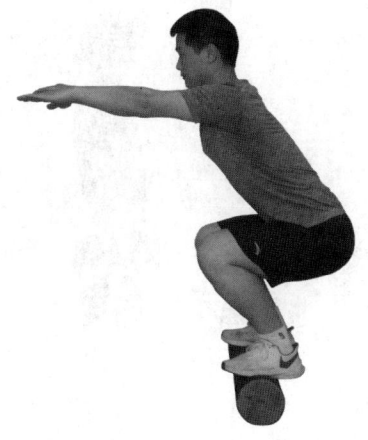

图 7-3-4　本体感觉、平衡训练

3. 伤后 8 周

此期韧带已愈合，可以进行以下训练：

（1）巩固关节活动度的训练，直至关节活动度达到正常。

（2）牵伸练习。小腿三头肌、跟腱的牵伸练习。

（3）加强小腿各肌群的肌力训练。使用弹力带进行各方向的等张抗阻肌力训练，提踵训练，静蹲训练，上下楼梯训练。

（4）台阶前向下练习。站立于一层台阶上，上体正直，患腿单腿站立，健腿向前伸出。患腿缓慢下蹲至健腿足跟着地，再缓慢蹬直至完全伸直。力量增强后，可双手提重物为负荷或在踝关节处加沙袋为负荷，20 次 / 组，组间间隔 30 秒，连续做 2~4 组，2~3 次 / 天。要求动作缓慢、有控制、上体不晃动。

（5）保护下全蹲。双腿平均分配体重，尽可能使臀部接触足跟。每次 3~5 分钟，1~2 次 / 天。

（6）单膝蹲起练习。要求动作缓慢、有控制、上体不晃动（图 7-3-5）。必要时，可双手提重物以增加练习难度，每次 3~5 分钟，2~3 次 / 组，2~3 组 / 天。

（7）加强日常生活活动训练。恢复后，要加强关节功能训练，进行跑步、跳跃、"8"字跑、"Z"字跑等训练。对于专业运动员，应用 SAID 原则，针对专项进行某些运动素质、肌肉功能及柔韧性训练，以及专项运动所需要的平衡、协调性的训练。逐步恢复一般体育运动及专项运动能力。

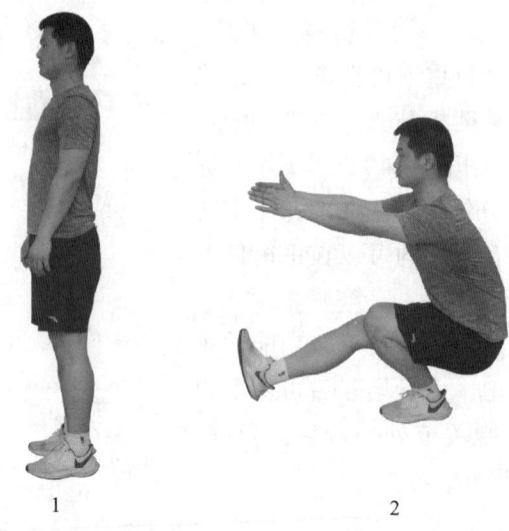

图 7-3-5 单膝蹲起练习

四、踝关节骨折的康复

（一）损伤机制

踝关节骨折在临床上非常常见，当踝关节受到直接暴力或间接暴力时，会使踝关节附近的骨发生断裂。

（二）临床表现

受伤部位出现畸形（骨折移位），在肢体没有活动的部位出现假关节运动；骨折端互相摩擦时，可听见骨摩擦音或骨摩擦感（以上三项出现其中一项则可确诊）。此外，还可伴随疼痛与压痛，局部肿胀与瘀斑及功能障碍等症状。

（三）踝关节骨折手术治疗康复方案

1. 术后 0~2 周

根据损伤及手术特点，为使踝关节可以愈合牢固，有一些患者需要石膏托或支具固定 2~4 周。固定期间未经医生许可只能进行下述练习，盲目活动很可能造成二次损伤。

（1）手术后 1~3 天。① 活动足趾：用力、缓慢、尽可能大范围地活动足趾，但绝对不可引起踝关节活动，每组5分钟，每小时1组，促进血液循环及消肿，为日后功能训练做准备；② 开始直抬腿练习：此练习包括向上的、向内收的侧抬腿及外展的侧抬腿、向后的后抬腿练习，以强化大腿前后、内外侧的肌肉，避免萎缩无力。30次/组，组间休息30秒，连续做4~6组，2~3次/天。

（2）术后1周。① 分别开始膝关节屈曲和伸直的关节活动度练习：每次15~20分钟，1~2次/天；② 开始腿部肌力练习：大腿肌肉练习包括抗阻伸膝和抗阻屈膝，选用中等负荷（完成20次动作即感疲劳的负荷量），练习腿部绝对力量，以恢复石膏固定期萎缩的大腿肌肉，20次/组，连续练习2~4组，组间休息60秒，1~2次/天。

2. 术后2周

局部疼痛缓解，创伤炎症开始消退，患者可在做足趾活动的同时，做踝关节被动屈伸活动及内外翻练习。如果患者踝关节没有石膏固定，即可开始下述练习，如果踝关节有石膏固定，经医生检查后，去除石膏或支具进行踝关节练习，练习后继续佩戴石膏或支具。

（1）开始踝主动关节活动度练习。主动地屈伸和内外翻踝关节，每次10~15分钟，2次/天。练习要求是缓慢、用力、最大限度，但必须在无痛或微痛范围内，因早期组织愈合尚不够坚固，过度牵拉可能造成不良后果。练习前可先热敷20~30分钟，以提高组织温度，改善延展性，增强练习效果。

（2）逐步升始被动踝关节屈伸练习。一手扶住踝关节，另一手握住足前部，做踝关节屈伸活动，同时嘱患者做相应肌肉收缩运动，每日早晚各锻炼50~100次。关节活动度练习应循序渐进，在2~3个月内使踝关节的活动度达到与健侧相同。

（3）内外翻练习。缓慢、用力、最大限度内外翻踝关节，但必须在无痛或微痛范围内，并逐渐增加角度和活动力度。

3. 术后4~8周

骨折已基本稳定，骨折处已有纤维组织粘连，原始骨痂形成，此期可以拆除石膏或支具固定。踝关节从以被动活动为主逐渐过渡到以主动活动为主、被动活动为辅。应鼓励患者做踝关节主动屈伸活动，同时辅以外力来增加踝关节活动范围。

（1）开始踝关节及下肢负重练习。① 前向跨步练习：力量增强后可双手提重物为负荷或在踝关节处加沙袋为负荷,每组20次,组间间隔30秒,连续做2~4组,2~3次/天。要求动作缓慢、有控制、上体不晃动;②后向跨步练习:力量增强后,可双手提重物为负荷或在踝关节处加沙袋为负荷,每组20次,组间间隔30秒,连续做2~4组,2~3次/天。要求动作缓慢、有控制、上体不晃动;③侧向跨步练习:力量增强后,可双手可提重物为负荷或在踝关节处加沙袋为负荷。要求动作缓慢、有控制、上体不晃动,每组20次,组间间隔30秒,连续做2~4组,2~3次/天。

(2)强化踝关节周围肌肉力量。①抗阻勾脚:抗橡皮筋阻力完成勾脚动作,每组30次,组间休息30秒,连续做4~6组,2~3次/天;②抗阻绷脚:抗橡皮筋阻力完成绷脚动作,每组30次,组间休息30秒,连续做4~6组,2~3次/天;③坐位垂腿勾脚练习:扛沙袋等重物的重量为阻力完成动作,每组30次,组间休息30秒,连续做4~6组,2~3次/天;④抗阻内外翻练习:抗橡皮筋阻力完成动作,每组30次,组间休息30秒,连续做4~6组,2~3次/天。

抗阻勾脚练习

抗阻绷脚练习

4. 术后8周

(1)加强踝关节及下肢各项肌力练习。①开始静蹲练习:加强腿部力量,以强化下肢功能和整个下肢的控制能力,2分钟/次,休息5秒,每组10次,2~3组/天;②提踵练习:即用脚尖站立,2分钟/次,休息5秒,每组10次,2~3组/天。逐渐由双脚提踵过渡到单脚提踵;③台阶前向下练习:力量增强后,可双手提重物为负荷或在踝关节处加沙袋为负荷。要求动作缓慢、有控制、上体不晃动,每组20次,组间间隔30秒,连续做2~4组,2~3次/天。

(2)强化踝关节活动度:保护下全蹲。双腿平均分配体重,尽可能使臀部接触足跟,每次3~5分钟,1~2次/天。

(3)韧带训练。①原地顶脚:双脚相距30厘米,脚后跟上提,脚前掌不离地,一提一放,连续50次;②旋转运动:左脚立定,右脚尖着地,脚跟由左向右旋转10圈,然后由右向左旋转10圈,反复5次,再换右脚立定,左脚旋转,方法相同;③扳脚运动:取坐位,双脚平放,双手扳住双脚尖,慢慢用力向后扳,保持脚踝酸胀状态1分钟,然后放松,10秒后重复,连续20次。锻炼完后做放松运动,轻轻按摩踝关节2分钟。

注意:此期骨折愈合尚在生长重建,故练习及训练应循序渐进,不可勉强或盲目冒进。且应强化肌力以保证踝关节在运动中的稳定性,并应注意安全，避免再次摔倒。

5. 术后 12 周

（1）3~4月。3个月后，可以开始由慢走过渡到快走练习，并加强小腿三头肌力量，进行平衡训练等。

（2）4~5月。患肢可适应轻松体力活动。

（3）5~7月。6个月后，可开始恢复正常体力劳动和运动。

思考与作业

1. 简述前交叉韧带的损伤机制。
2. 制订一个前交叉韧带的术后康复方案。
3. 膝关节半月板损伤的表现有哪些？
4. 制订一个踝关节韧带扭伤的康复方案。

第八章

体态纠正康复技术

本章导言

体态不良，不仅影响形体美观，还会使支持同一关节互相拮抗的一组或多组肌肉发生静态排列、肌肉募集、动态排列改变，从而改变骨骼和肌肉的长度-张力关系、力偶关系、关节运动，进而降低神经肌肉效率，容易引起组织疲劳和破坏。本章主要介绍上交叉综合征、下交叉综合征以及旋前变形综合征的纠正康复技术。

第八章 体态纠正康复技术

学习目标

知识目标：

1. 了解上交叉综合征、下交叉综合征、旋前变形综合征的定义及不良影响。

2. 掌握上交叉综合征、下交叉综合征的康复方法。

3. 熟悉旋前变形综合征的评估、康复方法。

能力目标：

1. 能够对上交叉综合征进行评估及康复指导。

2. 能够对下交叉综合征进行评估及康复指导。

3. 能够对旋前变形综合征进行评估及康复指导。

素养目标：

1. 培养乐于奉献的精神和良好的沟通能力。

2. 培养团队合作精神，具备良好的心理素质和职业道德。

第一节 上交叉综合征的纠正康复技术

一、上交叉综合征概述

(一)定义

上交叉综合征也称为近端或肩带交叉综合征,是指由于位于背侧紧张的上斜方肌和肩胛提肌与位于腹侧紧张的胸大肌和胸小肌前后交叉,薄弱的颈部前侧深层屈肌和薄弱的中下斜方肌、菱形肌前后交叉所形成的一种肌力不平衡状态。主要表现为:头部前伸、颈椎前凸和胸椎后凸增加、肩部上提并前伸、肩胛骨旋转外展和翼状肩胛。可能造成的潜在损伤模式包括肩袖撞击综合征、肱二头肌肌腱炎、胸廓出口综合征和头痛等。该症状常见于久坐办公人群或在单一运动维度过度训练的人群。

(二)上交叉综合征导致的不良影响

1. 头部前伸

头颈向前移动时,会延长局部的深层屈肌,造成肌肉弱化。颈部深层屈肌除稳定颈部外也提供了本体感觉。颈长肌弱化会降低颈部弯曲的能力,特别是抵抗重力的活动,也降低了颈部在说话、咳嗽、吞咽时的稳定度。头部前倾的姿势可能会使斜角肌肥大和痉挛,因而压迫到从前斜角肌、中斜角肌间及第一根肋骨上方通过的锁骨下动脉、锁骨下静脉,以及脊神经$C_5 \sim T_1$的腹根,形成胸廓出口症候群。当头部前倾而颈长肌和斜角肌都弱化时,两侧的胸锁乳突肌收缩会造成颈部的延展而非弯曲,并增加颈椎前凸的曲线。这个姿势也会刺激头夹肌和斜方肌,可能会引起颈部及肩部的疼痛。增加上颈椎的延展也会影响到枕下肌群。枕下肌群对本体感觉及平衡具有重要的意义。

2. 颈椎前凸

在头部前伸的姿势中,颈部后方的软组织被压缩而前方则被延长。椎间盘后侧的压力大于前侧,而小面关节(骨突关节)的排列也会跟着改变。前纵韧带跟后纵韧带也会受影响,使后纵韧带被挤压而前纵韧带被拉长。

后纵韧带可限制颈部的过度前屈，前纵韧带可限制颈椎过度后伸，而这两条韧带给予椎体轻微束缚的力量，让人们在活动头部跟颈部时更加稳定。理论上，如果一条延长、一条缩短，会破坏这种平衡和拉伸机制，产生不良影响。

3. 胸椎后凸

胸椎后凸会造成前纵韧带的压迫及后纵韧带的延长。背部的肌肉和软组织会被延长，而身体前方的胸肌及腹肌则会缩短。胸椎后凸会增加 L_5~S_1 的椎间盘压力，导致腰椎的病变并加重 L_5~S_1 的脊椎滑脱变形。胸椎后凸使胸椎伸肌过度紧张，导致后背疼痛，这个姿势还可能会影响肩部的活动度。

4. 肩部上提

斜方肌、前锯肌、菱形肌和肩胛提肌有稳定肩胛骨的作用。肩胛骨的静止位置改变会影响这些肌肉的长度，长期的长度改变会弱化这些肌肉并损害肩部功能。一侧肩部上抬时，上抬那侧的颈部软组织会轻微缩短，颈部对侧的软组织则会被延长，这种体态如果长期持续存在，可能会对颈部功能产生不利影响。

5. 肩部前伸

肩胛前伸的病人胸前和肩部的软组织缩短，而上背和肩部后侧的组织被延长，负责将肩胛骨维持在原处的肌肉是斜方肌、前锯肌、菱形肌和肩胛提肌。肩胛骨的静止位置改变会影响这些肌肉的长度，长期的长度改变会弱化这些肌肉并损害肩部功能。当神经肌肉控制能力改变时，会导致异常的动作模式，影响运动表现。肩胛前突通常会引起肩峰下隙狭窄，增加了盂肱前韧带的张力和引起肩峰撞击综合征的风险。

6. 翼状肩胛

通常认为过度劳损是造成翼状肩胛的原因之一，这可能是因为肩胛倾斜减少了肩峰下的空间并增加了软组织被压迫的概率。翼状肩胛不但影响美观还会影响整个肩带，造成颈部、肩关节和上背部疼痛。由于肩胛骨失去了稳定性，患者往往难以将手臂高举过头，可能会以斜方肌上束和身体侧倾作为代偿动作。日常生活中，做推的动作也会发生困难。

（三）上交叉综合征引起的肌肉、关节运动改变及相应的损伤（表 8-1-1）

▶ 表 8-1-1 上交叉综合征引起的肌肉、关节运动改变及相应的损伤

缩短的肌肉	延长的肌肉	改变的关节机制	可能的损伤或不适
斜方肌上束	颈深屈肌	增加： 颈椎伸展 肩胛骨前伸 肱骨内旋	头痛 肱二头肌肌腱炎 肩袖撞击综合征 胸廓出口综合征
肩胛提肌	前锯肌		
胸大肌	冈下肌		
胸小肌	小圆肌		
斜角肌	斜方肌中束	减少： 肩部外展 肩关节外旋	
胸锁乳突肌	斜方肌下束		
肩胛下肌	菱形肌		
背阔肌			
大圆肌			

二、上交叉综合征的评估

（一）静态姿势评估

1. 头前伸

从侧面观察，耳垂位于肩峰前方，下颌向前探出，即为头前伸姿势。头前伸的姿势可由颈部肌肉不平衡导致。

2. 颈椎前凸

从侧面观察，可以明显观察到颈椎向前的弧度加大，看起来就像是颈部被挤压。从背后观察，有时候可以发现颈部背面产生皱褶。

3. 胸椎后凸

从侧面观察，经常会发现，患者的胸椎曲度看起来比正常曲度大，这就是脊椎后凸（驼背）。

4. 肩部上提

肩胛骨通常位于胸椎的第 2 至第 7 节（$T_2 \sim T_7$）的高度，附着于第 2 至

第7肋骨表面。从后面观当肩胛骨被向上拉起，则为肩部上提。

5. 肩部前伸

从后方观察，通过两侧肩胛骨内侧缘到脊柱中线的距离，来判断肩胛骨是否存在前伸。上交叉综合征患者通常可以观察到肩胛下角到脊柱中线的距离增大。

6. 翼状肩胛

从后方观察，可以看到肩胛骨下角和内侧缘在胸段明显突出（像"翅膀"一样突出）。

（二）关节活动度评估（关节角度尺）

1. 颈椎伸展

（1）体位。坐位，胸腰椎正直。

（2）中心。外耳道中点。

（3）固定臂。与地面相垂直。

（4）移动臂。外耳道和鼻尖连线。

（5）测量方法。患者头部向后伸展，检查者右手扶患者下颌部，左手扶后头部，测量并记录数据。运动时要固定脊柱，防止胸腰椎的屈曲。

（6）正常值是0°~45°，上交叉综合征的患者颈椎伸展的角度增加。

2. 肩胛骨前伸

（1）体位。坐位。

（2）中心。头顶。

（3）固定臂。通过肩峰与前额面的投影线一致。

（4）移动臂。头顶和肩峰的连线。

（5）测量方法。患者肩胛骨向前外侧方移动，检查者测量并记录数据。运动时要固定脊柱，防止脊柱旋转代偿。

（6）正常值是0°~20°，上交叉综合征的患者肩胛骨前伸角度增加。

3. 肩关节内旋

（1）体位。坐位或仰卧位。肩关节外展90°，肘关节屈曲90°，前臂旋前。

（2）中心。尺骨鹰嘴。

（3）固定臂。与躯干面相垂直。

（4）移动臂。尺骨长轴。

（5）检查方法。固定上臂，让患者向下肢方向转动前臂，达到最大范围时，测量并记录数值。

（6）正常值为0°~70°，上交叉综合征的患者，肱骨内旋的角度增加。

4. 肩部外展

（1）体位。坐位、站立位或仰卧位。

（2）中心。肩峰。

（3）固定臂。与躯干纵轴平行。

（4）移动臂。与肱骨纵轴平行。

（5）检查方法。固定躯干，手臂在额状面上外展达到最大范围，测量并记录数值。

（6）正常值为0°~180°，上交叉综合征的患者肩部外展减少。

5. 肩关节外旋

（1）体位。坐位或仰卧位。肩关节外展90°，肘关节屈曲90°，前臂旋前。

（2）中心。尺骨鹰嘴。

（3）固定臂。与躯干面相垂直。

（4）移动臂。尺骨长轴。

（5）检查方法。固定上臂，让患者向头顶方向转动前臂，达到最大范围时，测量并记录数值。

（6）正常值为0°~90°，上交叉综合征的患者肩关节外旋的角度减少。

（三）肌肉力量评估

1. 颈深屈肌（图8-1-1）

操作方法：患者仰卧位，肘关节屈曲，双手放松置于身体两侧床面上，颈椎屈曲，下颌向胸部靠近，治疗师在其额部向颈椎伸展的方向施加压力，并逐渐增加压力，若患者无法对抗阻力维持姿势4秒或者出现颈椎过伸的代偿，头部处于中间位置重复上述操作，仍然无法对抗阻力维持姿势4秒或者出现颈椎过伸的代偿，则说明该肌肉肌力弱。

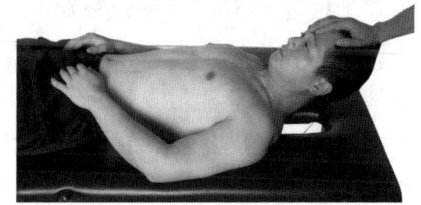

图8-1-1 颈深屈肌肌肉力量评估

2. 前锯肌（图 8-1-2）

操作方法：患者坐位，肩关节屈曲 120°～130°，使肩胛骨在中间位旋转和前引，治疗师固定患者肩胛骨外侧，要求其保持这个姿势不变，并逐渐向其上臂施加压力，并沿肩关节内旋方向抵住肩胛骨外缘，协助追踪肩胛骨运动。若患者无法对抗阻力维持姿势 4 s 或者有耸肩或躯干屈曲的代偿，手臂处于中间位置重复上述操作，仍然无法对抗阻力维持姿势 4 秒或者出现代偿，则说明该肌肉肌力弱。

3. 冈下肌、小圆肌（图 8-1-3）

冈下肌、小圆肌力量评估

操作方法：患者坐位，将上肢置于身体两侧，待测上肢肘关节屈曲 90°，要求其保持这个姿势。治疗师一手固定患者对侧肩关节，另一手在腕关节上方外的前臂处，向肩关节内旋方向施加压力，并逐渐增加力量。若患者无法对抗阻力维持姿势 4 秒或者有耸肩和/或肩胛骨内收的代偿，手臂处于中间位置重复上述操作，仍然无法对抗阻力维持姿势 4 秒或者出现代偿，则说明该肌肉肌力弱。

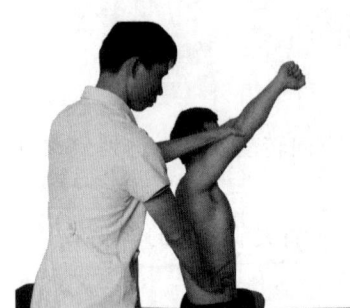

图 8-1-2 前锯肌肌肉力量评估

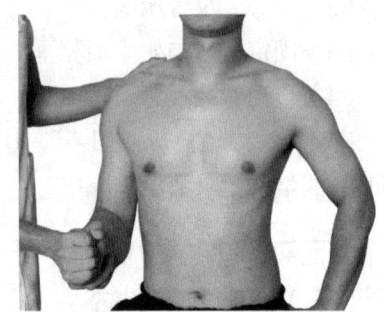

图 8-1-3 冈下肌、小圆肌肌肉力量评估

4. 斜方肌下束（图 8-1-4）

操作方法：患者俯卧位，肘关节伸展，肩胛骨内收下压，将待测肩关节置于接近 145° 的外展、外旋位，要求其保持这个姿势。治疗师一手固定患者对侧肩关节，另一手在腕关节稍上方的前臂处向下施加压力，并逐渐增加力量。若患者无法对抗阻力维持姿势 4 秒或者有耸肩的代偿，手臂处于中间位置重复上述操作，仍然无法对抗阻力维持姿势 4 秒或者出现代偿，则说明该肌肉肌力弱。

5. 斜方肌中束、菱形肌（图 8-1-5）

操作方法：患者俯卧位，肘关节屈曲，肩胛骨内收并稍上提。将待测肩关节置于 90° 外展及稍内旋位，要求患者保持这个姿势不变。治疗师一手固定患者对侧肩胛骨，另一手在上臂远端肘关节上方处向下施加压力，并逐渐增加力量。若患者无法对抗阻力维持姿势 4 秒或者有耸肩的代偿，手臂处于中间位置重复上述操作，仍然无法对抗阻力维持姿势 4 秒或者出现代偿，则说明该肌肉肌力弱。

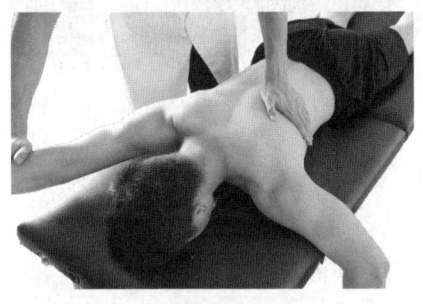 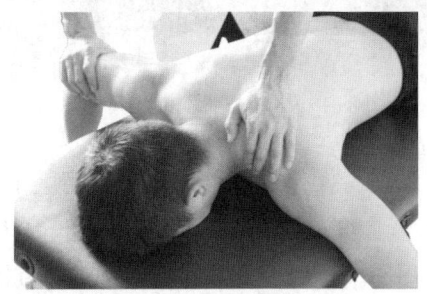

图 8-1-4　斜方肌下束肌肉力量评估　　图 8-1-5　斜方肌中束、菱形肌肌肉力量评估

三、上交叉综合征的康复训练

（一）筋膜松解

1. 斜方肌上束（图 8-1-6）

操作方法：患者俯卧位，肩关节内旋，治疗师半握拳推压斜方肌上侧，向下压缓慢滑动，嘱患者做沉肩、耸肩运动。

2. 肩胛提肌

操作方法：患者侧卧位，治疗师半握拳推压肩胛提肌，向下压缓慢滑动，嘱患者做肩关节屈曲运动。

3. 胸大肌

操作方法：患者仰卧位。

（1）操作胁肋部时，患侧肩关节屈曲外旋外展位，置于床上。治疗师站于患侧，用第 2~5 指骨的第 2 指骨背侧面置于胸大肌胁肋部表面往肩关节方向滑动，嘱患者做内收内旋运动（图 8-1-7）。

（2）操作胸骨部时，患侧肩关节外展 90° 并外旋，置于床上。治疗师站于患者头侧，用第 2~5 指骨的第 2 指骨背侧面置于胸大肌胸骨部表面往肩关节方向滑动，嘱患者做水平内收运动。

斜方肌上束
筋膜松解

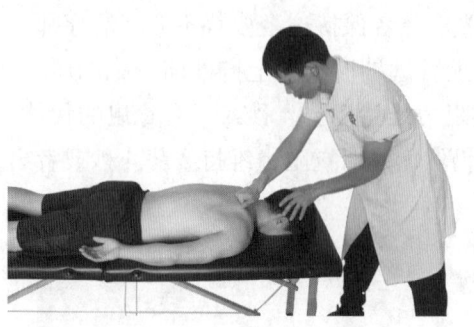
图 8-1-6　斜方肌上束筋膜松解

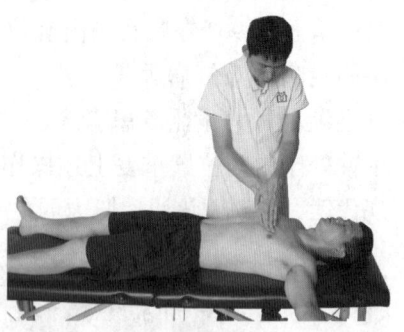
图 8-1-7　胸大肌胁肋部筋膜松解

（3）操作锁骨部时，患侧肩关节外展30°并外旋，置于床上。治疗师站于患者头侧，用第2~5指骨的第2指骨背侧面置于胸大肌锁骨部表面，由内向外往肩关节方向滑动，嘱患者做肩关节屈曲运动（图8-1-8）。

4. **胸小肌**

操作方法：患者仰卧位，患侧肩关节屈曲外旋外展位，置于床上。治疗师先找到患者的胸小肌，胸小肌位于胸大肌下方，靠近肋骨边缘，然后将手放在患者胸小肌上，沿着肌肉纤维的方向进行按压和摩擦，嘱患者做肩胛骨内收动作。

5. **斜角肌**

操作方法：患者坐位，头向健侧侧屈20°。治疗师一手固定患者肩部，另一手中间三指并拢，放在胸锁关节处，沿着胸锁乳突肌侧面往上推，推至乳突上方的头皮筋膜处（图8-1-9）。

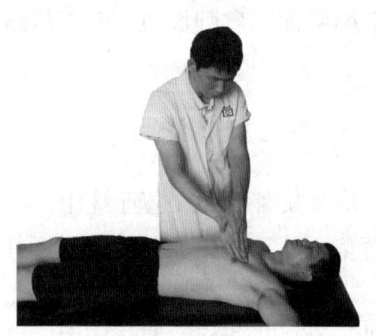
图 8-1-8　胸大肌锁骨部筋膜松解

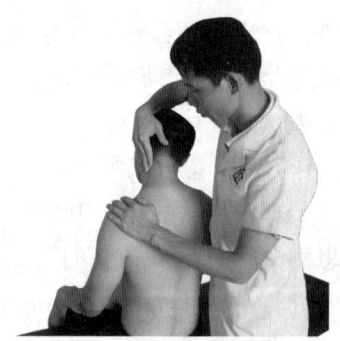
图 8-1-9　斜角肌筋膜松解

6. 胸锁乳突肌

操作方法：患者仰卧位，头向健侧转45°。治疗师一手固定患者头部，另一手中间三指并拢，放在斜角肌表面处，沿着斜角肌肌纤维方向往下推，并嘱患者做侧屈运动。

7. 肩胛下肌

操作方法：患者坐位，患侧手臂外展90°。治疗师一手四指触及腋窝，患者手臂放松，治疗师另一手在肩关节上方加压，腋窝处手触及肱骨头后，逐步向上、向外、向下施力。

8. 背阔肌

操作方法：① 操作胸腰段时，患者俯卧位。治疗师双手握拳，站于患侧，用第2~5指骨的第2指骨背侧面置于背阔肌表面，嘱患者做腰的伸展—屈曲运动，治疗师同时使双手从下往上滑动（图8-1-10）；② 操作胸肋肱骨段时，患者俯卧位，治疗师用交叉手，一手用掌指关节按住背阔肌上段，另一手扶住肩关节，嘱患者做肩关节外展动作（图8-1-11）。

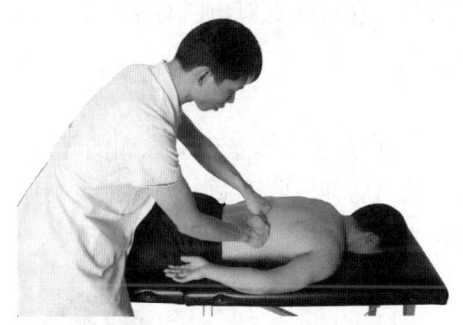
图8-1-10 背阔肌胸腰段筋膜松解

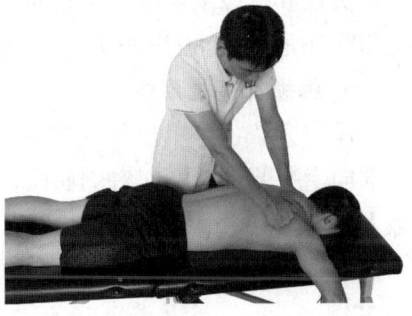
图8-1-11 背阔肌胸肋肱骨段筋膜松解

9. 大圆肌

操作方法：患者侧卧位，治疗师用交叉手，一手用掌指关节按住大圆肌，另一手扶住肩关节，嘱患者做肩关节外展动作。

（二）肌肉牵伸训练

1. 斜方肌上束牵伸

操作方法：患者选择坐位或站立位，头前屈，向对侧侧屈，并转向同侧，收下颌，牵伸侧肩部尽力下垂，并保持固定，对侧手绕过头部使手指能够握住枕骨的基底部，并用力使牵伸侧肩部远离头部，保持20~30秒。

肩胛提肌拉伸

2. 肩胛提肌牵伸

操作方法：患者坐位或站立位，同侧肩胛骨下降，低头使下颌靠近胸部，然后头部向对侧侧屈并向对侧旋转45°。对侧手掌放在头顶并轻轻向下拉，直到感觉肩胛提肌有牵拉感，保持20~30秒（图8-1-12）。

3. 胸大肌牵伸

操作方法：可利用门框进行牵伸。患者站立位，拉伸胸骨部时被牵拉侧肩关节外展90°，屈肘90°（锁骨部：肩关节外展30°，肘伸直；胁肋部：肩关节外展135°，屈肘120°），用前臂抵住门框。保持背部直立，双腿前后弓步站立，向前迈步，并使身体前倾，牵拉至一定位置保持20~30秒。

4. 胸小肌牵伸

操作方法：患者站立位，双手在背后相扣，肩胛骨向后下方运动，牵伸至胸小肌有拉伸感，保持20~30秒。

5. 斜角肌牵伸

操作方法：患者坐位或站立位。同侧肩下降，头向对侧侧屈。对侧手跨过头顶放在患侧颞部并轻轻向对侧拉伸，直到感觉斜角肌有牵拉感，保持20~30秒（图8-1-13）。

6. 胸锁乳突肌牵伸

操作方法：患者坐位或站立位，对侧手绕过头部置于牵拉侧的耳部。头部向牵拉侧旋转，向对侧屈曲，同时适当后伸，收下颌，使胸锁乳突肌最大限度地拉长，保持20~30秒（图8-1-14）。

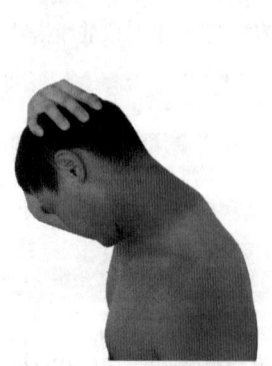
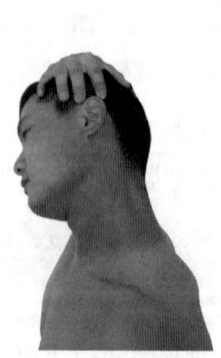
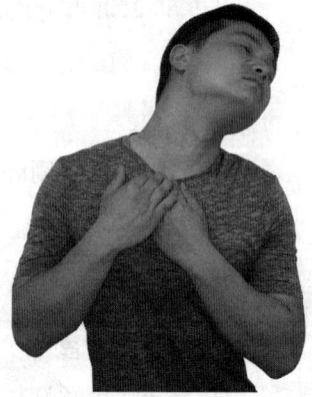

图8-1-12 肩胛提肌牵伸　　图8-1-13 斜角肌牵伸　　图8-1-14 胸锁乳突肌牵伸

7. 肩胛下肌牵伸

操作方法：患者站立位，被牵伸侧肩外展 90°，肘屈曲 90°，前臂置于门框的适当高度，肩关节尽量外旋，同侧脚向前迈步，使得被牵伸侧肩关节外旋至肩胛下肌有牵拉感位置，保持 20~30 秒。

8. 背阔肌牵伸

操作方法：患者坐位，抬起拉伸侧手臂，屈肘放于头后，用对侧手握住拉伸侧手臂肘关节上方，并水平向对侧用力，使牵拉侧的手尽力够对侧肩。患者身体向对侧前下方弯腰，直到感觉背阔肌有牵拉感，保持 20~30 秒。

9. 大圆肌牵伸

操作方法：患者坐位，抬起拉伸侧手臂，屈肘放于头后，用对侧手握住拉伸侧手臂肘关节上方，并水平向对侧用力，使牵拉侧的手尽力够对侧肩，直到感觉大圆肌处有牵拉感，保持 20~30 秒。

（三）力量训练

1. 等长收缩训练

（1）颈深屈肌（图 8-1-15）。

姿势：患者仰卧位，双手自然放置于腹部，颈椎屈曲（下颌向胸部靠近）。

操作：要求患者保持这个姿势，治疗师在其头前部，向颈椎伸展的方向施加压力并告诉患者"不要让我推动你"，让患者用最大自主收缩力量的 50% 进行对抗 10 秒，休息 10 秒。再分别以患者 75%、100% 的最大主动收缩力量重复等长对抗收缩。

颈深屈肌等长收缩训练

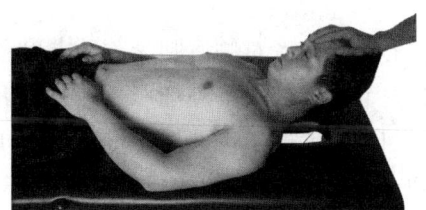

图 8-1-15 颈深屈肌等长收缩训练

（2）前锯肌（图 8-1-16）。

姿势：患者坐姿，肩关节屈曲 120°~130°，使肩胛骨在旋转中间位和前引。

操作：治疗师一手固定患者肩胛骨外侧，要求患者保持这个姿势，另一只手逐渐向上臂施加压力，并告诉患者"不要让我推动你"，让患者用最大自主收缩力量的50%进行对抗10秒，休息10秒。再分别以患者75%、100%的最大主动收缩力量重复等长对抗收缩。

（3）冈下肌、小圆肌（图8-1-17）。

姿势：患者坐姿，将上肢置于身体两侧，待牵伸侧上肢肘关节屈曲90°。

操作：治疗师一手固定患者对侧肩关节，要求患者保持这个姿势，另一只手在腕关节上方外的前臂处，向肩关节内旋方向施加压力，并告诉患者"不要让我推动你"，让患者用最大自主收缩力量的50%进行对抗10秒，休息10秒。再分别以患者75%、100%的最大主动收缩力量重复等长对抗收缩。

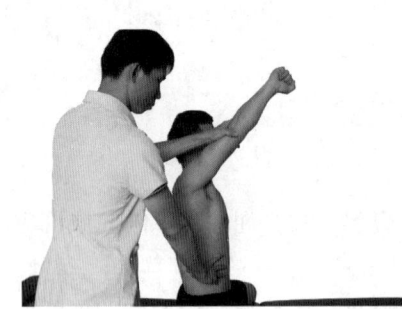

图8-1-16 前锯肌等长收缩训练

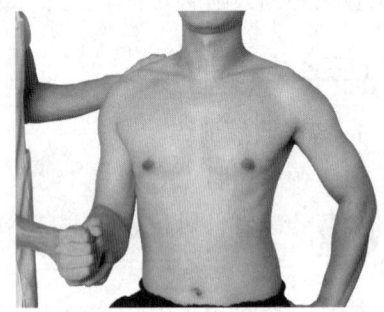

图8-1-17 冈下肌、小圆肌等长收缩训练

（4）斜方肌中束、菱形肌（图8-1-18）。

姿势：患者俯卧位，肘关节屈曲，肩胛骨内收并稍上提，肩关节置于90°外展及稍内旋位。

操作：治疗师一手固定患者对侧肩胛骨，要求患者保持这个姿势，另一只手在上臂远端肘关节上方处向下施加压力，并告诉患者"不要让我推动你"，让患者用最大自主收缩力量的50%进行对抗10 s，休息10 s。再分别以患者75%、100%的最大主动收缩力量重复等长对抗收缩。

（5）斜方肌下束（图8-1-19）。

姿势：患者俯卧位，肘关节伸展，肩胛骨内收下压，肩关节置于接近145°的外展、外旋位。

操作：治疗师一手固定患者对侧肩胛骨，要求患者保持这个姿势，另一只手在腕关节稍上方的前臂处向下施加压力,并告诉患者"不要让我推动你",让患者用最大自主收缩力量的50%进行对抗10秒,休息10秒。再分别以患者75%、100%的最大主动收缩力量重复等长对抗收缩。

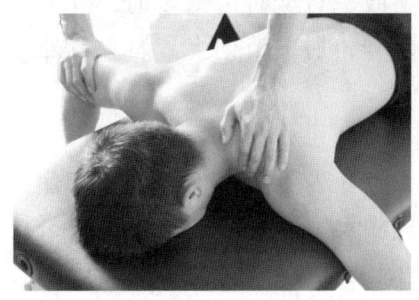

图8-1-18　斜方肌中束、菱形肌等长收缩训练

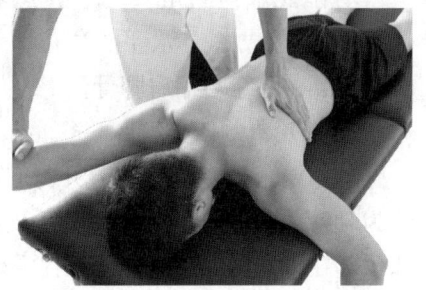

图8-1-19　斜方肌下束等长收缩训练

2. 等张收缩训练

（1）颈前屈肌。患者坐位,头中立位,双上肢自然放于身体两侧,弹力带中间绑在患者前额处,两端在身后由治疗师拉着。然后做颈椎前屈动作至最大角度,停留1~2秒后,再缓慢地回到中立位。

颈前屈肌等张收缩训练

（2）前锯肌。仰卧位上肢负重前伸训练：患者仰卧位,躯干及四肢紧贴于床面,练习侧上肢前屈90°,垂直于床面。起始练习时,肩胛骨紧贴于床面,手握哑铃,在全范围内缓慢地前伸肩胛骨使上肢向上方移动。

（3）冈下肌、小圆肌。站立位负重肩外旋：患者站立位,肘关节屈曲90°,前臂中立位,手心朝向对侧,手持弹力带,在最大范围内缓慢地外旋肩关节。

（4）斜方肌中束、菱形肌。坐位水平划船：患者坐位,下肢位于体前,膝关节微屈。保持脊柱和颈部在中立位,可以坐在垫子上。将弹力管环绕于脚底后交叉,两手掌向下,肘关节向外,肩关节外展80°~90°,完成水平划船运动并后缩肩胛骨。

（5）斜方肌下束。仰卧位抗阻内收肩关节：此训练主要针对斜方肌下束。治疗师站于练习侧,与患者保持一定距离,手持一根弹力带。患者仰卧位,躯干、头颈部保持中立位,肩关节外展45°,上肢放松置于床面,练习侧手抓住弹力带的另一端,克服弹力带的阻力,缓慢地内收肩关节。

（四）功能性训练

1. 交替弓箭步的水平划船

动作要求：固定弹力管，患者在下肢进行交替弓箭步时，双手抓住弹力带完成一个水平（高位）划船动作，肘关节向上，肩关节外展80°～90°，注意后缩肩胛骨。

2. 滑轮单侧俯身飞鸟

动作要求：双脚平行分开与肩同宽，患者站在滑轮单元旁边。以髋关节为轴弯曲身体，不运动侧的手支撑在同侧大腿上。收缩腹肌，保持脊柱和颈部在中立位。运动侧手抓住滑轮手柄，肩关节平直，保持肘关节微屈，腕关节伸直，完成单侧的俯身飞鸟。重点是通过俯身飞鸟进行后缩肩胛骨运动（图8-1-20）。

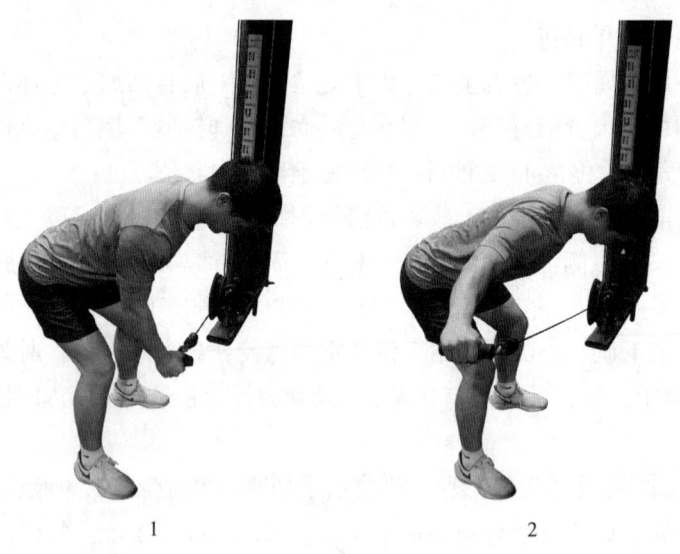

图 8-1-20　滑轮单侧俯身飞鸟

3. 瑞士球上的上肢负重前伸训练

动作要求：患者坐在瑞士球上，双脚平放地上，身体重量集中在坐骨结节处。骨盆、脊柱、肩胛骨和颈部在中立位保持良好的对齐，保持骨盆和躯干的稳定性，练习侧上肢前屈90°，手持哑铃，缓慢地前伸肩胛骨至最大范围。

瑞士球上的上肢负重前伸训练

4. 四点支撑抗阻收下颌练习

动作要求：患者双膝跪位，双手分开撑地，与肩同宽，患者用头将瑞士球顶在墙上。收缩腹肌，保持脊柱和颈部在中立位，收下颌。通过头颈部的调整，尽可能长时间地将球顶在墙上，不让球滚落下来。

第二节 下交叉综合征的纠正康复技术

一、下交叉综合征概述

（一）定义

下交叉综合征也称为骨盆交叉综合征，是指由于位于背侧紧张的胸腰伸肌（竖脊肌）和位于腹侧紧张的髂腰肌、股直肌前后交叉，腹侧薄弱的深层肌肉和薄弱的臀大肌、臀中肌前后交叉所形成的一种肌力不平衡状态。主要表现为：骨盆前倾、腰椎前凸增加、髋关节保持屈曲和膝关节过伸。其伴随的关节功能缺失包括距下关节、胫股关节、髂股关节、骶髂关节、腰椎关节突关节的功能缺失。常见的运动功能障碍包括功能性动作中腰椎稳定性的下降，在蹲起、前弓步、过头上举这些姿势中，腰椎过度前凸表现得很明显。这些功能障碍是由髋伸肌和腰椎伸肌紧张以及下腹部和腰椎稳定肌无力所造成的。常见损伤包括腘绳肌拉伤、膝前疼痛和下腰背痛等。

（二）下交叉综合征导致的不良影响

1. 骨盆前倾

骨盆前倾会影响股骨头在髋臼中的位置，并改变了体重及地面反作用力传递的位置，长期可能会导致髋部功能变差。这种体态还会使脊椎曲度增加，腰椎后侧的软组织会被挤压，椎间盘后侧相较于前侧会承受更大的压力，影响椎间盘的营养供给；小面关节也会承受压力而导致关节囊紧张。腰椎前纵韧带和后纵韧带的不平衡会影响其稳定能力；骨盆前倾会让患者更容易有小面关节退化性关节炎、椎间盘退化及下背痛；这也可能会在下肢出现症状。

2. 腰椎前凸增加

腰椎前凸增加使腰椎后方的软组织呈被压迫状态；椎间盘后面的压力大于前侧时会改变组织营养的供给；小面关节会增加压力，而可能使关节囊扭伤；后纵韧带被压迫而前纵韧带被延长，可能影响稳定的能力。很多临床医生认为，前凸的角度可能会使小面关节产生退化性关节炎、腰椎椎间盘退化、下背痛，有些患者甚至会有下肢的症状。

3. 膝关节过伸

膝关节过伸可能造成腘窝疼痛和髌股关节疼痛。膝过度伸直的状态下，股骨会向前倾而造成股骨和胫骨在前侧夹挤。在承重状态下，膝后方的关节囊和韧带结构容易受伤，进而造成步态的功能性缺损。其他部位的关节也会受到影响，常见有髋关节伸直增加和踝关节背屈减少，髋关节可能会出现过度前倾。

（三）下交叉综合征引起的肌肉、关节运动改变及相应的损伤（表 8-2-1）

▶ 表 8-2-1　下交叉综合征引起的肌肉、关节运动改变及相应的损伤

缩短的肌肉	延长的肌肉	改变的关节机制	可能的损伤或不适
背阔肌	腹横肌	增加：腰部伸展	腘绳肌拉伤 下腰背痛 膝前疼痛
竖脊肌	腹内斜肌		
屈髋肌群	臀大肌		
髋内收肌	臀中肌	减少：髋部伸展	
腓肠肌	胫骨前肌		
比目鱼肌	胫骨后肌		

二、下交叉综合征的评估

（一）静态姿势评估

1. 骨盆前倾

正常情况下，髂前上棘和耻骨在矢状面上应该是对齐的，从侧面观如

果髂前上棘在矢状面上向前超过耻骨则为骨盆前倾。

2. **腰椎前凸增加**

腰椎的生理曲度变大，造成后背中空和骨盆向前倾斜。体态评估时，可以从侧面明显地观察到腰椎前凸过度。

3. **膝关节过伸**

从侧面观察膝关节时，从胫骨到外踝稍前方可以画一条假想的垂直线，这条垂直线从侧面观纵向平分胫骨。膝关节过伸的患者，大部分的小腿会落在这条线后方，而不会平分胫骨。

（二）关节活动度评估（关节角度尺）

1. **腰部伸展**

（1）体位。坐位，固定骨盆。

（2）中心。骨盆一侧平对第5腰椎棘突平面。

（3）固定臂。与地面垂直。

（4）移动臂。平行于第7颈椎棘突和第5腰椎棘突的连线。

（5）检查方法。固定骨盆，向后伸展达到最大活动范围，测量并记录数值。

（6）正常值为30°~35°，下交叉综合征患者腰椎伸展角度会超出这一范围。

2. **髋部伸展**

（1）体位。俯卧位，骨盆紧贴床面，双足在床沿外。

（2）中心。股骨大转子。

（3）固定臂。与躯干腋中线平行。

（4）移动臂。股骨纵轴。

（5）检查方法。伸髋达到最大范围，测量并记录数值。注意固定骨盆，防止躯干的代偿运动。

（6）正常值为0°~30°，下交叉综合征患者髋部伸展角度小于30°。

（三）肌肉力量评估

1. **腹内斜肌**

操作方法：患者仰卧位，躯干屈曲旋转（测同侧的腹内斜肌时，躯干向同侧旋转），要求其保持这个姿势不变。检查者一手固定患者大腿，另一手在其躯干上部，向脊柱对侧旋转和伸展的方向施加压力，并逐渐增加力量（图8-2-1）。若患者无法对抗阻力维持姿势4秒或者有髋屈曲和/或髋关节内收的代偿，躯干处于中间位置重复上述操作，仍然无法对抗阻力维持姿势4秒或者出现代偿，则说明腹内斜肌肌力弱。

2. 臀大肌

操作方法：患者俯卧位，髋关节伸展，膝关节屈曲，大腿外旋并外展，要求其保持这个姿势不变。检查者一手固定患者对侧髋关节，另一手在其待测下肢膝关节稍上方的大腿后侧向髋关节屈曲、内收和内旋方向施加压力，并逐渐增加力量（图8-2-2）。若患者无法对抗阻力维持姿势4秒或者有膝屈曲、髋内旋和/或脊柱伸展的代偿，腿处于中间位置重复上述操作，仍然无法对抗阻力维持姿势4秒或者出现代偿，则说明臀大肌肌力弱。

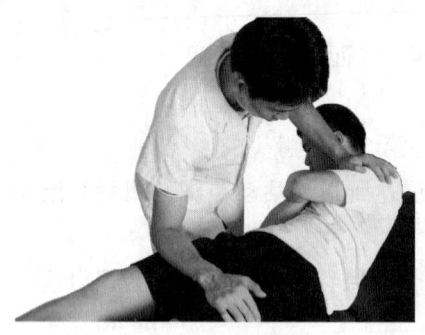
图8-2-1 腹内斜肌肌肉力量评估

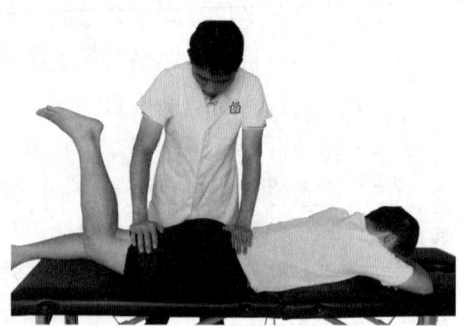
图8-2-2 臀大肌肌肉力量评估

3. 臀中肌

操作方法：患者侧卧位，待测下肢髋关节略微伸展，膝关节伸展，大腿外旋、外展，要求其保持这个姿势不变。检查者一手固定患者髋关节，另一只手置于其小腿外侧，踝关节稍上方处，向髋关节屈曲、内收方向施加压力，并逐渐增加力量（图8-2-3）。若患者无法对抗阻力维持姿势4秒或者有膝屈曲、髋屈曲、髋内旋和/或脊柱伸展的代偿，腿处于中间位置重复上述操作，仍然无法对抗阻力维持姿势4s或者出现代偿，则说明臀中肌肌力弱。

4. 胫骨前肌

操作方法：患者仰卧位，伸膝姿势，踝背屈内翻，要求其保持这个姿势不变。检查者对患者向踝跖屈外翻方向施加压力，并逐渐增加力量（图8-2-4）。若患者无法对抗阻力维持姿势4秒或者有脚趾伸的代偿动作或足外翻，脚踝处于中间位置重复上述操作，仍然无法对抗阻力维持姿势4秒或者出现代偿，则说明胫骨前肌肌力弱。

胫骨前肌力量评估

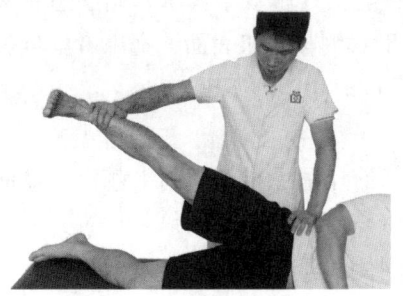

图8-2-3 臀中肌肌肉力量评估

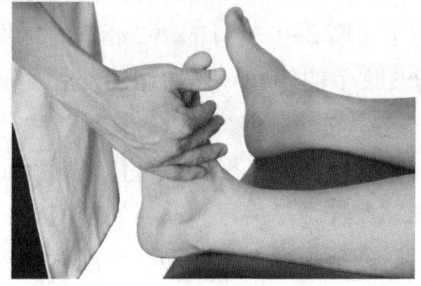

图8-2-4 胫骨前肌肌肉力量评估

5. 胫骨后肌

操作方法：患者仰卧位，伸膝姿势，踝跖屈内翻，要求其保持这个姿势不变。检查者用手握住其小腿后侧踝关节上方，另一只手置于足跖面中间，向背屈外翻方向施加压力，并逐渐力量（图8-2-5）。若患者无法对抗阻力维持姿势4秒或者有脚趾屈曲或足外翻的代偿动作，脚踝处于中间位置重复上述操作，仍然无法对抗阻力维持姿势4秒或者出现代偿，则说明胫骨后肌肌力弱。

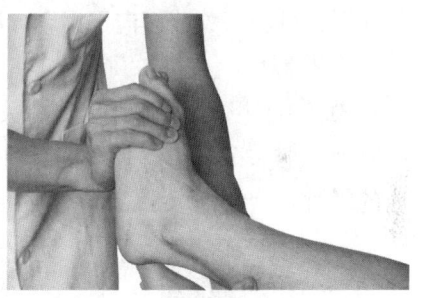

图8-2-5 胫骨后肌肌肉力量评估

三、下交叉综合征的康复训练

（一）筋膜松解

1. 背阔肌

操作方法：

（1）操作胸腰段时，患者俯卧位。治疗师双手握拳，站于患侧，用第2~5指骨的第2指骨背侧面置于背阔肌表面，嘱患者配合做腰的伸展-屈曲运动，治疗师同时使双手从下往上滑动（图8-2-6）。

（2）操作胸肋肱骨段时，患者侧卧位，治疗师用交叉手，一手用掌指关节按住背阔肌上段，另一手扶住肩关节，患者配合做肩关节外展动作。

2. 竖脊肌

操作方法：患者俯卧位，腹部垫高枕。治疗师双手握拳，站于患者头侧，用第2~5指骨的第2指骨背侧面置于双侧竖脊肌表面，嘱患者配合做脊柱逐节的伸展-屈曲运动，治疗师双手同时从上往下滑。

3. 屈髋肌群

操作方法：患者仰卧位，屈髋屈膝。治疗师手指从髂前上棘沿骨盆曲线进入直到指尖碰到髂肌，向内经过髂肌与腰大肌之间的筋膜位置，嘱患者屈髋感受腰大肌收缩，让患者呼气，同侧腿沿床面伸直，吸气屈曲，重复三次。

4. 髋内收肌

操作方法：患者仰卧位，双腿略微分开。治疗师一手屈指，用第2~5指骨的第2指骨背侧面置于患者大腿内侧处，肘关节伸直，另一手扶住大腿外侧，沿着膝关节方向下滑动，嘱患者配合做髋关节外展内收动作。

5. 腓肠肌

腓肠肌筋膜松解

操作方法：患者俯卧位，踝关节露出床面。治疗师双手半握拳放在腓肠肌处，肘关节伸直，同时身体往下压，嘱患者配合做踝关节的跖屈和背屈的同时，治疗师双手沿腓肠肌肌纤维方向向下滑动（图8-2-7）。

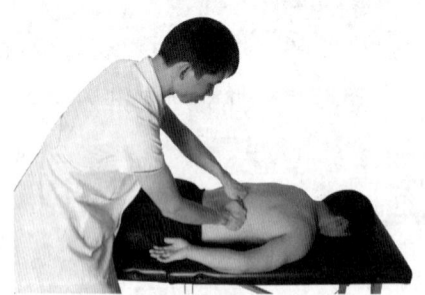

图8-2-6　背阔肌胸腰段筋膜松解

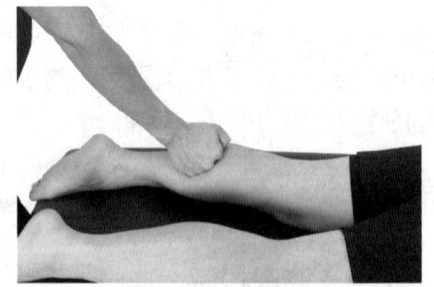

图8-2-7　腓肠肌筋膜松解

6. 比目鱼肌

操作方法：方法同腓肠肌，比目鱼肌的松解范围不超过膝关节。

（二）肌肉牵伸训练

1. 背阔肌牵伸

操作方法：患者坐位，抬起拉伸侧手臂，屈肘放于头后，用对侧手握住拉伸侧肘关节上方,并水平向对侧用力,使牵拉侧的手尽力够对侧肩。患者身体向对侧前下方弯腰,直到感觉背阔肌有牵拉感,保持20~30秒。

2. 竖脊肌牵伸

操作方法:患者端坐在椅子上,双腿打开与髋同宽,配合呼吸前屈向下弯腰,双手放在双脚的两侧,或者从双腿内侧向下抓住椅子,保持牵拉20~30秒。

3. 屈髋肌群牵伸

操作方法:患者仰卧位,被拉伸侧腿及部分臀部悬空在床沿外,对侧腿屈髋屈膝置于胸前,患者双手抱住对侧膝关节前方向胸部拉近,并且保证腰背部紧贴床面,使腹股沟深处有牵拉感而没有明显疼痛,保持牵拉20~30秒。

4. 髋内收肌牵伸

操作方法:非牵伸侧腿向同侧横跨一步,将重心转移到非牵伸侧腿上,并缓缓下蹲,牵伸侧下肢伸直,足平放于地板,直至牵伸侧下肢内侧出现牵拉感,在不引起疼痛的前提下保持20~30秒。

5. 腓肠肌牵伸

操作方法:患者俯卧位,踝关节露出床面。治疗师双手半握拳放在腓肠肌处,肘关节伸直,同时身体往下压,嘱患者配合做踝关节的跖屈和背屈的同时,治疗师双手沿腓肠肌肌纤维方向向下滑动。

6. 比目鱼肌牵伸

操作方法:方法同腓肠肌,比目鱼肌的松解范围不超过膝关节。

(三)力量训练

1. 等长收缩训练

(1)腹内斜肌、腹横肌。

姿势:患者仰卧位,躯干屈曲旋转。

操作方法:治疗师一手固定患者大腿,要求患者保持这个姿势,另一只手在患者躯干上部,向脊柱对侧旋转和伸展的方向施加压力,并告诉患者"不要让我推动你",让患者用最大自主收缩力量的50%对抗10秒,休息10秒(图8-2-8)。再分别以患者75%、100%的最大主动收缩力量重复等长对抗收缩。

(2) 臀大肌。

姿势：患者俯卧位，髋关节伸展，大腿稍抬离床面，膝关节屈曲，大腿外旋并外展。

操作方法：治疗师一手固定患者对侧髋关节，要求患者保持这个姿势，另一只手在待测下肢膝关节稍上方的大腿后侧向髋关节屈曲、内收和内旋方向施加压力，并告诉患者"不要让我推动你"，让患者用最大自主收缩力量的 50% 对抗 10 秒，休息 10 秒（图 8-2-9）。再分别以患者 75%、100% 的最大主动收缩力量重复等长对抗收缩 2 次。

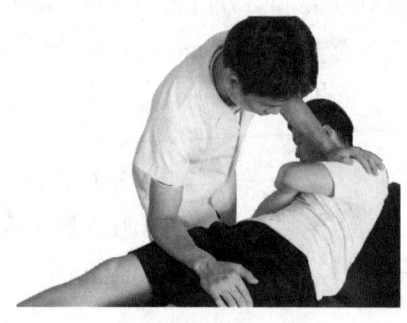
图 8-2-8　腹内斜肌等长收缩训练

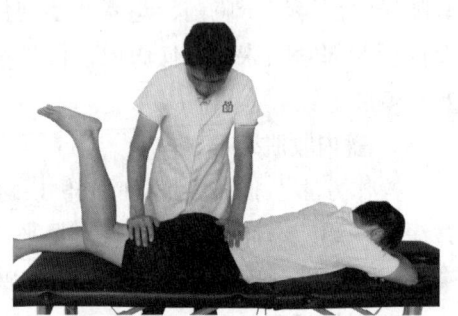
图 8-2-9　臀大肌等长收缩训练

(3) 臀中肌。

姿势：患者侧卧位，待测下肢髋关节略微伸展，膝关节伸展，大腿外旋、外展。

操作方法：治疗师一只手固定髋关节，要求患者保持这个姿势，另一只手置于患者的小腿外侧、踝关节稍上方处，向髋关节屈曲、内收方向施加压力，并告诉患者"不要让我推动你"，让患者用最大自主收缩力量的 50% 对抗 10 秒，休息 10 秒（图 8-2-10）。再分别以患者 75%、100% 的最大主动收缩力量重复等长对抗收缩。

臀中肌等长收缩训练

(4) 胫骨前肌。

姿势：患者仰卧位伸膝姿势，踝背屈内翻。

操作方法：治疗师用手支撑小腿后侧踝关节上方，另一只手置于足背中间，向踝跖屈外翻方向施加压力，并告诉患者"不要让我带动你"，让患者用最大自主收缩力量的 50% 对抗 10 秒，休息 10 秒（图 8-2-11）。再分别以患者 75%、100% 的最大主动收缩力量重复等长对抗收缩。

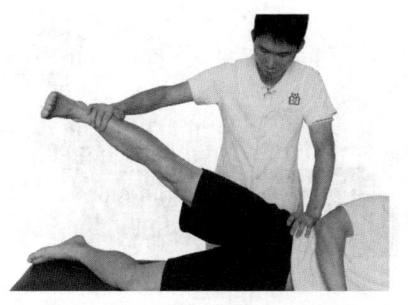
图 8-2-10 臀中肌等长收缩训练

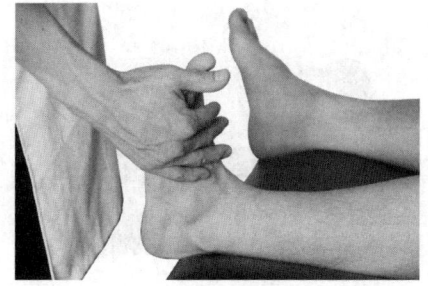
图 8-2-11 胫骨前肌等长收缩训练

（5）胫骨后肌。

姿势：患者仰卧位伸膝姿势，踝跖屈内翻。

操作方法：治疗师用手支撑小腿背侧踝关节上方，要求患者保持这个姿势，另一只手置于足跖面中间，向背屈外翻方向施加压力，并告诉患者"不要让我带动你"，让患者用最大自主收缩力量的 50% 对抗 10 秒，休息 10 秒（图 8-2-12）。再分别以患者 75%、100% 的最大主动收缩力量重复等长对抗收缩。

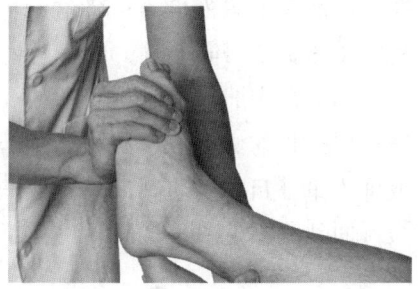
图 8-2-12 胫骨后肌等长收缩训练

2. 等张收缩训练

（1）腹内斜肌。站立位抗阻斜卷腹。背对训练器站立并保持整个下肢稳定，保持膝关节自然直立。收紧臀部防止髋关节屈曲。呼气，腹壁收紧并进行躯干上部的对角线运动，头部、颈部和脊柱保持在一条直线上。

（2）腹横肌。

① 患者四点支撑跪位，屈髋屈膝，双脚支撑地面，骨盆中立位。在正常呼吸、呼气同时，将肚脐拉向脊柱，停留 3~5 秒，然后还原，重复动作。

② 双手双膝四点支撑跪位，下颌微收，脊柱和骨盆处于中立位。在正常呼吸、呼气同时，将肚脐拉向脊柱，停留 3~5 秒，然后还原，重复动作。可将一侧手臂或下肢抬起，以增加难度（图 8-2-13）。

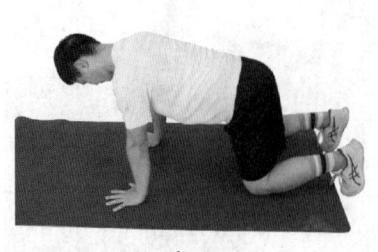
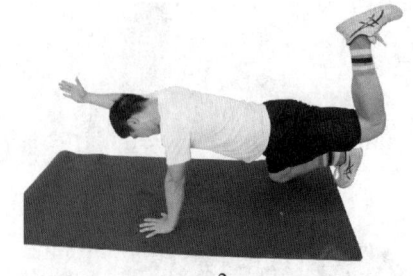

图 8-2-13　腹横肌等张收缩训练

（3）臀大肌。站立位抗阻髋关节伸展。站立姿势，将弹力带环绕在脚踝上方。活动侧的下肢向后伸髋，同时保持髋部水平，单脚站立支撑，支撑侧的膝关节自然伸直，骨盆、脊柱、肩胛和颈部在中立位，收腹，躯干稳定（图 8-2-14）。

（4）臀中肌。侧卧抗阻举腿。侧卧位，下侧下肢自然弯曲，以稳定支撑。保持骨盆、脊柱、肩胛和颈部中立位，收腹。上侧踝关节处负重沙袋或弹力带并自然伸直，向后伸展一定角度，然后向上举腿至最大幅度，再缓慢回到原位（图 8-2-15）。

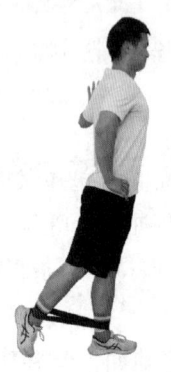
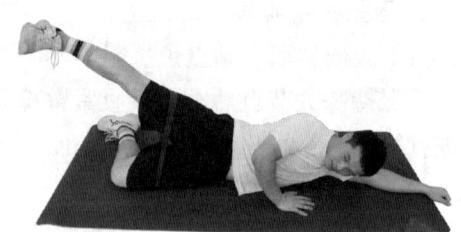

图 8-2-14　站位抗阻髋关节伸展　　图 8-2-15　侧卧抗阻举腿

（5）胫骨前肌。无负重下伸膝位弹力带抗阻背屈练习。坐位或仰卧位在治疗床上，下肢无负重状态，要求膝关节伸直。在足的整个跖趾关节处缠绕上弹力带，另一端可让治疗师固定，踝关节跖屈至最大角度，然后做踝关节背屈运动。

（6）胫骨后肌。无负重下踝内翻弹力带抗阻练习。坐位或仰卧位于治疗床上，下肢无负重状态，要求膝关节伸直。在足的整个跖趾关节处附上弹力带，另一端可让治疗师拿着，治疗师站立于训练者患侧膝关节处，起始姿势踝关节处于外翻位置，令其做踝关节内翻动作至最大角度，然后再回到外翻位置。要求在无痛范围内做。

（四）功能性训练

1. 坐姿持实心球左右转体

动作要求：患者坐位，髋屈曲90°，双膝伸直，双脚离开地面，双手持实心球于胸前，躯干做左右旋转的动作（图8-2-16）。

2. 瑞士球靠墙蹲起

动作要求：患者顶住瑞士球靠墙站立，球的位置大约在腰部，双足分开与肩同宽，膝关节朝向第二脚趾尖的方向，骨盆、脊柱、肩胛骨和颈部在中立位保持对齐。双足置于离墙足够远的位置，使蹲起时膝关节弯曲不超过90°，下蹲时，不允许髋关节低于膝关节（图8-2-17）。

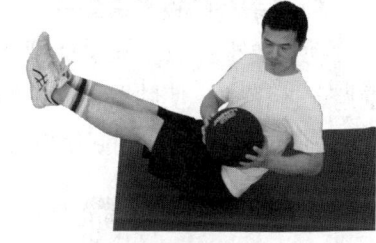

图8-2-16　坐姿持实心球左右转体

瑞士球靠墙蹲起

3. 前平举站立位髋关节伸展

动作要求：患者单脚站立，支撑侧的膝关节自然直立，骨盆、脊柱、肩胛和颈部在中立位，收腹，两脚踝间系一条弹力带。活动侧髋关节伸展，保持髋部水平，背部和躯干不动（图8-2-18）。同时两侧上肢完成前平举，保持肩胛骨下降和颈部伸展。

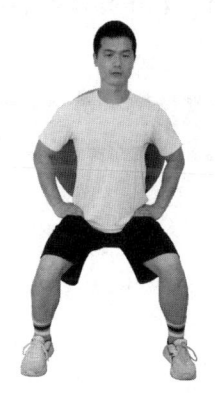 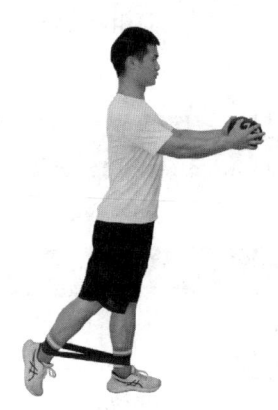

图8-2-17　瑞士球靠墙蹲起　　图8-2-18　前平举站立位髋关节伸展

站立位抗阻侧抬腿

4. 站立位抗阻侧抬腿

动作要求：患者单脚站立，支撑侧的膝关节自然直立，骨盆、脊柱、肩胛和颈部在中立位，收腹。手持平衡棒、扶手或墙以支持体位。练习侧的下肢向后伸展一定的幅度，在练习侧下肢和水平面的内侧系一条弹力带，然后进行侧抬腿，同时保持髋部水平，背部和躯干不动（图 8-2-19）。

5. 单腿平衡气囊下蹲

动作要求：患侧腿站立于平衡气囊上。保持身体平衡，屈膝 90°，缓缓下蹲，下蹲时膝关节不要超过足尖，躯干保持直立，同时双手前平举。

6. 双手持哑铃平衡垫弓步

动作要求：患者双手持哑铃于身体两侧，站立于平衡垫上。健侧腿往前跨一步落地，使膝关节屈曲 90°，此过程要保持上半身直立，身体不能左右摇晃，然后再回到起始位置，重复上述动作（图 8-2-20）。

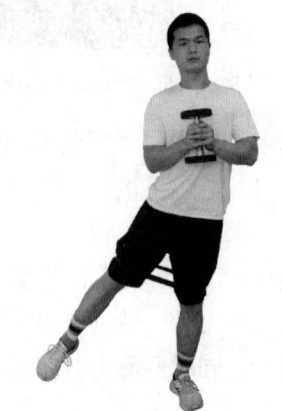
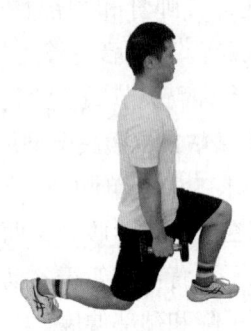

图 8-2-19 站立位抗阻侧抬腿　　图 8-2-20 双手持哑铃平衡垫弓步

第三节　旋前变形综合征的纠正康复技术

一、旋前变形综合征概述

（一）定义

旋前变形综合征是下肢的一种不良站立姿势，是一种姿势变形综合征，主要表现为膝外翻、足外翻及扁平足。功能上被抑制或变弱的肌肉包括胫骨后肌、胫骨前肌、股内侧肌、臀中肌、臀大肌、髋外旋肌群；功能上紧张的肌肉包括腓骨肌群、腓肠肌、比目鱼肌、髂胫束、股二头肌、髋内收肌和屈髋肌群。可能的关节功能障碍包括第一跖趾关节、距下关节、踝关节、骶髂关节、腰椎关节突关节。患有旋前变形综合征的人容易出现以下可预测的损伤：足底筋膜炎、胫后肌腱炎、髌骨肌腱炎和下腰背痛。

（二）旋前变形综合征导致的不良影响

1. 膝外翻

膝外翻会导致膝关节内侧与踝关节外侧的张力性应力增加，膝关节外侧与踝关节内侧的压力性应力增加，这意味着膝内侧副韧带被绷紧并增加其受伤的机会，外侧半月板被压迫，也可能造成损伤。这种体态还会导致应力通过膝外侧，影响平衡感和步态，并造成膝关节病变。膝外翻姿势会把髌骨拉向外侧，从而改变髌骨正常的滑动机制，导致髌股骨关节炎。膝外翻与其他关节的姿势性改变有关，包括腰椎转向对侧、髋关节的过度内收和内旋、胫骨向外侧扭转、距骨内翻、距下关节或跗骨间关节旋后和扁平足。

2. 足外翻

足外翻会导致踝关节内侧的张应力增加，外侧的压应力增加，内侧三角韧带弱化，容易出现损伤倾向。足外翻会引起跖骨痛、指间神经炎和足底筋膜炎。足外翻需要更多的肌肉来维持站立期的稳定性，容易引起胫前肌和胫后肌的筋膜炎或肌腱炎。过度的足旋前和跟骨滑囊炎有关，并可能造成膝内侧受伤、髌股关节综合征、髂胫束综合征、胫骨疲劳性骨膜炎、大转子滑囊炎、骨盆前移、腰椎小面关节障碍和骶髂关节障碍。

3. 扁平足

足弓提供了类似弹簧的作用，可以帮助人们在行走时吸收和分散冲击力，足弓的消失代表吸收冲击的能力降低，可能导致足、踝和腿部骨的压力性创伤。有严重扁平足的人除了脚跟、足弓和踝关节疼痛，足部以外的地方，如胫骨和下背也可能出现疼痛。此外，胫后肌肌腱也可能出现疼痛肿胀。疼痛不只出现在跑步中，也会出现在行走和站立时。

（三）旋前变形综合征引起的肌肉、关节运动改变及相应的损伤（表 8-3-1）

▶ 表 8-3-1　旋前变形综合征引起的肌肉、关节运动改变及相应的损伤

缩短的肌肉	延长的肌肉	改变的关节机制	可能的损伤或不适
腓肠肌	胫骨前肌	增加： 膝关节内收 膝关节内旋 足内旋 足外旋	足底筋膜炎 胫后肌腱炎 髌骨肌腱炎 下腰背痛
比目鱼肌	胫骨后肌		
腓骨肌群	股内侧肌		
髋内收肌	臀大肌		
髂胫束	臀中肌		
屈髋肌群	髋外旋肌	减少： 足背屈 足内翻	
股二头肌（短头）			

二、旋前变形综合征的评估

（一）静态姿势评估

1. 膝外翻

可从前面或后面进行观察。让患者双腿并拢，观察腘窝的朝向，同时测量双足间距的大小。膝外翻的患者膝关节可以并拢，双足间距离大于 1.5 厘米。

2. 足外翻

足外翻是指关节远端骨骼在一个平面上远离中线。从后面观，在足外翻体态中，跟骨位置远离中线。

3. 扁平足

扁平足是指足底失去了正常的纵向足弓高度，造成足底部呈现扁平的形态。当在承重与非承重的状态下都有出现，则称为刚性扁平足；当足弓在站立时消失，但非承重状态下出现，则称为柔性扁平足。严重扁平足患者从内侧面观察，可以观察到患者整个脚底紧贴地面。

（二）关节活动度评估（关节角度尺）

1. 膝关节内旋
（1）体位。坐位，膝关节 90° 屈曲，踝关节中立位。
（2）中心。足跟在膝上的投影。
（3）固定臂。膝关节 90° 屈曲，足长轴所指的方向。
（4）移动臂。第 2 趾骨与跟骨的连线。
（5）检查方法。足长轴从自然位向内的旋转运动，测量并记录数值。
（6）正常值为 0°~10°，旋前变形综合征患者，膝关节内旋角度增加。

2. 足背屈
（1）体位。坐位，踝关节无内、外翻。
（2）中心。腓骨纵轴与第 5 跖骨延长线的交点。
（3）固定臂。腓骨纵轴。
（4）移动臂。第 5 跖骨长轴。
（5）检查方法。固定小腿，踝背屈达到最大范围，测量并记录数值。
（6）正常值为 0°~20°，旋前变形综合征患者，膝关节内旋角度减少。

3. 足内翻
（1）体位。坐位，膝关节屈曲，踝关节中立位。
（2）中心。两轴（固定臂与移动臂）的交点。
（3）固定臂。与小腿纵轴一致。
（4）移动臂。移动的足底面（足的横轴）。
（5）测量方法。固定小腿，足内翻到最大活动范围，测量并记录数值。
（6）正常值为 0°~30°，旋前变形综合征患者，膝关节内旋角度减少。

（三）肌肉力量评估

1. 胫骨前肌
操作方法：参考后交叉综合征。

2. 胫骨后肌
操作方法：参考后交叉综合征。

3. 股内侧肌
操作方法：患者仰卧位，髋关节外旋姿势，小腿从床尾垂下，腿向外转动并伸展膝关节，要求其保持这个姿势不变。治疗师用一只手固定住待测试一侧骨盆，另一只手置于该侧小腿远端，向膝关节施加一个使膝关节屈曲内旋的压力，并逐渐增加力量。若患者无法对抗阻力维持姿势4秒或者有屈髋的动作代偿，小腿处于中间位置重复上述操作，仍然无法对抗阻力维持姿势4秒或者出现代偿，则说明该肌肉肌力弱。

4. 臀大肌

操作方法：参考后交叉综合征。

5. 臀中肌

操作方法：参考后交叉综合征。

6. 髋外旋肌

操作方法：患者仰卧位，髋关节和膝关节屈曲90°，大腿置于外旋位，要求患者保持这个姿势不变。治疗师一只手固定下肢上部，另一只手对小腿向髋内旋方向施加压力，并逐渐增加力量。若患者无法对抗阻力维持姿势4秒或者有膝屈曲或伸展和/或髋屈曲的动作代偿，腿处于中间位置重复上述操作，仍然无法对抗阻力维持姿势4秒或者出现代偿，则说明该肌肉的肌力弱。

三、旋前变形综合征的康复训练

（一）筋膜松解

1. 腓肠肌

操作方法：患者俯卧位，踝关节露出床面。治疗师双手半握拳放在腓肠肌处，肘关节伸直，身体往下压，嘱患者配合做踝关节的跖屈和背屈的同时，治疗师双手沿腓肠肌肌纤维方向向下滑动（图8-3-1）。

2. 比目鱼肌

操作方法：方法同腓肠肌，比目鱼肌的松解范围不超过膝关节。

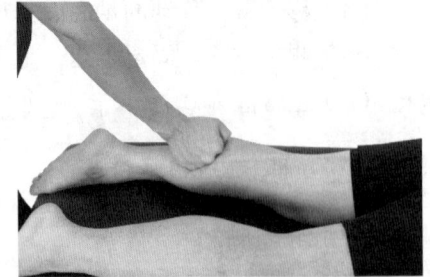

图8-3-1 腓肠肌筋膜松解

3. 腓骨肌群

操作方法：患者侧卧位，脚露出床沿外侧。治疗师屈指，用第2~5指骨的第2指骨背侧面置于患者腓骨肌处，肘关节伸直，身体下压，沿着腓骨肌下滑，嘱患者配合做踝关节外翻－内翻动作。

4. 髋内收肌

操作方法：患者仰卧位，双腿略微分开。治疗师一手屈指，用第2~5指骨的第2指骨背侧面置于患者大腿内侧处，肘关节伸直，另一手扶住大腿外侧，沿着膝关节方向下滑，嘱患者配合做髋关节外展-内收动作。

5. 髂胫束

操作方法：患者侧卧位，膝关节伸直。治疗师用肘关节抵住患者患侧阔筋膜张肌沿髂胫束走向，缓慢下压并向下滑动，嘱患者做髋关节内旋、屈曲运动（图8-3-2）。

图8-3-2 髂胫束筋膜松解

髂胫束筋膜松解

6. 屈髋肌群

操作方法：患者仰卧位，屈髋屈膝。治疗师手指从髂前上棘沿骨盆曲线进入直到指尖碰到髂肌，向内经过髂肌与腰大肌之间的筋膜位置，嘱患者屈髋感受腰大肌收缩，让患者呼气，同侧腿沿床面伸直，吸气屈曲，重复三次。

7. 股二头肌（短头）

操作方法：患者俯卧位，屈膝90°。治疗师肘关节伸直，身体下压，双手握拳放在股二头肌下方短头上，双手缓缓向下滑动并嘱患者做膝关节屈伸或内、外旋运动。

（二）肌肉牵伸训练

1. 腓肠肌

操作方法：患者弓箭步，上身直立，牵伸侧脚在后，全脚掌着地，膝关节伸直，脚尖正直朝前。身体重心前移，增加踝关节背屈来拉伸腓肠肌（足跟不能离开地面）。持续20~30秒。腓肠肌内侧与外侧的方法同上，只是牵拉腓肠肌内侧时脚尖向外，牵伸腓肠肌外侧时脚尖向内。

2. 比目鱼肌

操作方法：患者弓箭步，牵伸侧腿在后，上身直立，双脚掌紧贴地面。双膝微屈，重心下移，前脚支撑体重，后脚踝关节充分背屈，同时足跟不离地面。直至小腿后方有拉伸感，持续20~30秒。

3. 腓骨肌群

操作方法：患者坐位，牵伸侧踝关节搭在对侧膝关节上，牵伸侧上肢扶在牵伸侧膝关节，对侧手抓住牵伸侧踝关节，使其充分内翻，直至小腿外侧有拉伸感，保持20~30秒。

4. 髋内收肌

操作方法：非牵伸侧腿向同侧横跨一步，将重心转移到非牵伸侧腿上，并缓缓下蹲，牵伸侧下肢伸直，足平放于地板，直至牵伸侧下肢内侧出现拉伸感，在不引起疼痛的前提下保持20~30秒。

5. 髂胫束

操作方法：患者双手扶桌站立，牵伸侧的腿伸膝并向后跨过对侧腿，支撑腿缓慢下蹲，使患侧腿外侧有紧绷或酸胀感，保持20~30秒。

6. 屈髋肌群

操作方法：患者仰卧位，被牵伸侧腿及部分臀部悬空在床沿外，对侧腿屈髋屈膝置于胸前，患者双手抱住对侧膝关节向胸部拉近，并保证腰背部紧贴床面，使腹股沟深处有拉伸感而没有明显疼痛，保持20~30秒。

7. 股二头肌

操作方法：患者坐位或站立位，保持伸膝且小腿尽量内旋，身体前倾，大腿后外侧有拉伸感，保持20~30秒。

（三）力量训练

1. 等长收缩训练

（1）胫骨前肌。同后交叉综合征。

（2）胫骨后肌。同后交叉综合征。

（3）股内侧肌。

姿势：患者仰卧位，髋关节外旋姿势，膝伸展。

操作方法：治疗师一只手固定患者的对侧腿，要求患者保持这个姿势，另一只手置于患者的小腿上，向外展和外旋方向施加压力，并告诉患者"不要让我带动你"，让患者用最大自主收缩力量的50%进行对抗10秒，休息10 s。再分别以患者75%、100%的最大主动收缩力量重复等长对抗收缩。

（4）臀大肌。同后交叉综合征。

（5）臀中肌。同后交叉综合征。

（6）髋外旋肌。

姿势：患者仰卧位，髋关节和膝关节屈曲90°，大腿置于外旋位。

操作方法：治疗师一只手固定患者下肢上部，另一只手对小腿向髋内旋方向施加压力，并告诉患者"不要让我带动你"，让患者用最大自主收缩力量的50%进行对抗10秒，休息10秒。再分别以患者75%、100%的最大主动收缩力量重复等长对抗收缩。

2. 等张收缩训练

（1）胫骨前肌。同后交叉综合征。

（2）胫骨后肌。同后交叉综合征。

（3）股内收肌。患者仰卧位内收。仰卧位，下肢分开，练习侧下肢系上弹力带，治疗师站在练习腿一侧施加阻力，躯干保持中立位，收腹。练习侧下肢内收至最大幅度，再缓慢回到原位。

（4）臀大肌。同后交叉综合征。

（5）臀中肌。同后交叉综合征。

（6）髋外旋肌。患者坐位，双下肢垂于治疗床，患侧大腿垫一毛巾，将弹力带一端绑于患腿踝关节上方，治疗师拉住另一端，站于患者患侧，嘱患者抗阻力完成髋外旋。

（四）功能性训练

1. 双手持哑铃弓步蹲起

动作要求：双手持哑铃放于身体两侧，双脚前后分开站立，患肢在前，身体重心靠近前脚。反复多次做弓步蹲起练习，蹲起的过程中，注意保持上身直立，膝关节朝向前方（图8-3-3）。

2. 泡沫轴上蹲起

动作要求：患者站于泡沫轴上，双腿与肩同宽，双眼直视前方。屈膝90°，缓慢下蹲，同时双手向前平举。蹲到最低点再缓缓站起来，保持身体平衡，反复多次进行练习（图8-3-4）。

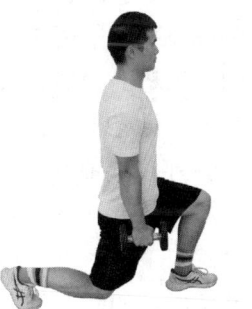

图8-3-3 双手持哑铃弓步蹲起

双手持哑铃弓步蹲起

泡沫轴上蹲起

3. 单腿平衡垫上扔球

动作要求：患者面对墙站立，患腿站立于平衡囊上，手持练习球。患者反复向墙上扔球然后接回,练习过程中尽量保持身体平衡,避免左右晃动(图 8-3-5)。

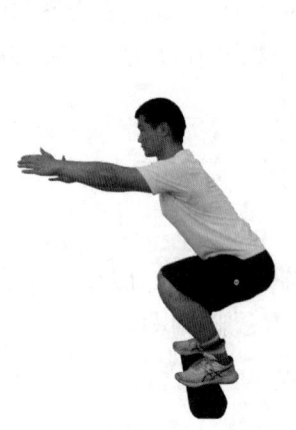
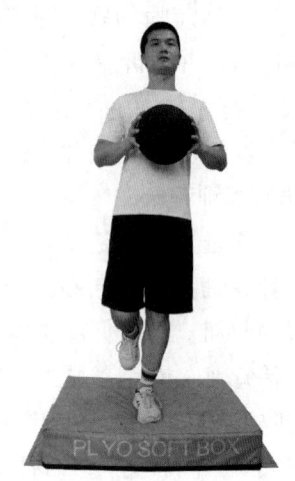

图 8-3-4　泡沫轴上蹲起　　图 8-3-5　单腿平衡垫上扔球

4. 平衡垫三点下蹲

动作要求:患者患腿站立于平衡垫上,在平衡垫的左、中、右三个方向的地面上放置三个标志点,患者俯身屈膝下蹲分别去触碰这三个标志点,过程中要保持踝、膝关节稳定和身体平衡,反复多次进行练习。

5. 平衡垫侧移

动作要求:地面上横着平衡放置三块平衡垫,患者双腿与肩同宽开立,先将患肢踩于平衡垫上,健肢再并排踩在同一垫上,接着患肢侧向踩到中间的平衡垫上,如此双腿在平衡垫上侧移,然后返回。过程中要保持平衡和踝关节稳定,躯干直立,双眼直视前方。

6. 平衡垫前移

动作要求:地面上竖着放置三块平衡垫,患者面对平衡垫站立,先将患肢踩于平衡垫上,健肢再并排踩在同一垫上,接着患肢向前踩到中间的平衡垫上,如此双腿在平衡垫上前移,然后返回。过程中要保持平衡和踝关节稳定,躯干直立,双眼直视前方。

思考与作业

1. 上交叉综合征容易出现缩短和延长的肌肉分别有哪些?

2. 下交叉综合征容易出现缩短和延长的肌肉分别有哪些?
3. 旋前变形综合征容易出现缩短和延长的肌肉分别有哪些?
4. 纠正康复常用的康复技术有哪些?

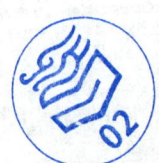

参考文献

郑重声明

高等教育出版社依法对本书享有专有出版权。任何未经许可的复制、销售行为均违反《中华人民共和国著作权法》,其行为人将承担相应的民事责任和行政责任;构成犯罪的,将被依法追究刑事责任。为了维护市场秩序,保护读者的合法权益,避免读者误用盗版书造成不良后果,我社将配合行政执法部门和司法机关对违法犯罪的单位和个人进行严厉打击。社会各界人士如发现上述侵权行为,希望及时举报,我社将奖励举报有功人员。

反盗版举报电话 (010)58581999 58582371
反盗版举报邮箱 dd@hep.com.cn
通信地址 北京市西城区德外大街4号
 高等教育出版社知识产权与法律事务部
邮政编码 100120

读者意见反馈

为收集对教材的意见建议,进一步完善教材编写并做好服务工作,读者可将对本教材的意见建议通过如下渠道反馈至我社。

咨询电话 400-810-0598
反馈邮箱 gjdzfwb@pub.hep.cn
通信地址 北京市朝阳区惠新东街4号富盛大厦1座
 高等教育出版社总编辑办公室
邮政编码 100029

防伪查询说明

用户购书后刮开封底防伪涂层,使用手机微信等软件扫描二维码,会跳转至防伪查询网页,获得所购图书详细信息。

防伪客服电话 (010)58582300

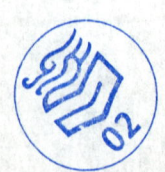